वेदांत
भविष्य का धर्म

वेदांत
भविष्य का धर्म

स्वामी विवेकानंद

प्रभात
प्रकाशन

प्रकाशक

प्रभात प्रकाशन प्रा. लि.

4/19 आसफ अली रोड, नई दिल्ली–110002

फोन : 011–23289777 • हेल्पलाइन नं. : 7827007777

इ–मेल : prabhatbooks@gmail.com ❖ वेब ठिकाना : www.prabhatbooks.com

संस्करण

2026

पेपरबैक मूल्य

तीन सौ रुपए

मुद्रक

नरुला प्रिंटर्स, दिल्ली

VEDANT: Bhavishya ka Dharma
by Swami Vivekananda

Published by **PRABHAT PRAKASHAN PVT. LTD.**
4/19 Asaf Ali Road, New Delhi-110002

ISBN 978-93-5521-363-1

₹ 300.00 (PB)

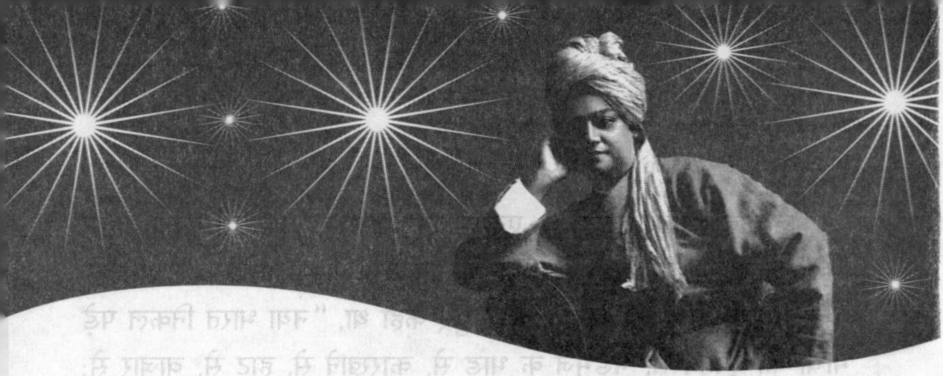

पुस्तक परिचय

स्वामी विवेकानंद ने भारत में उस समय अवतार लिया, जब यहाँ हिंदू धर्म के अस्तित्व पर संकट के बादल मँडरा रहे थे। पंडित–पुरोहितों ने हिंदू धर्म को घोर आडंबरवादी और अंधविश्वासपूर्ण बना दिया था। ऐसे में स्वामी विवेकानंद ने हिंदू धर्म को एक पूर्ण पहचान प्रदान की। इसके पहले हिंदू धर्म विभिन्न छोटे–छोटे संप्रदायों में बँटा हुआ था। तीस वर्ष की आयु में स्वामी विवेकानंद ने शिकागो (अमेरिका) की विश्व धर्म–संसद् में हिंदू धर्म का प्रतिनिधित्व किया और इसे सार्वभौमिक पहचान दिलवाई।

गुरुदेव रवींद्रनाथ टैगोर ने एक बार कहा था, "यदि आप भारत को जानना चाहते हैं तो विवेकानंद को पढ़िए। उनमें आप सबकुछ सकारात्मक ही पाएँगे, नकारात्मक कुछ भी नहीं।"

रोम्या रोलाँ ने उनके बारे में कहा था, "उनके द्वितीय होने की कल्पना करना भी असंभव है। वे जहाँ भी गए, सर्वप्रथम हुए...हर कोई उनमें अपने नेता का दिग्दर्शन करता था। वे ईश्वर के प्रतिनिधि थे तथा सब पर प्रभुत्व प्राप्त कर लेना ही उनकी विशिष्टता थी। हिमालय प्रदेश में एक बार एक अनजान यात्री उन्हें देख, ठिठककर रुक गया और आश्चर्यपूर्वक चिल्ला उठा—'शिव!' यह ऐसा हुआ, मानो उस व्यक्ति के आराध्य देव ने अपना नाम उनके माथे पर लिख दिया हो।"

उनतालीस वर्ष के संक्षिप्त जीवनकाल में स्वामी विवेकानंद जो काम कर गए, वे आनेवाली अनेक शताब्दियों तक पीढ़ियों का मार्गदर्शन करते रहेंगे।

वे केवल संत ही नहीं थे, एक महान् देशभक्त, ओजस्वी वक्ता, प्रखर विचारक, रचनाधर्मी लेखक और करुण मानवप्रेमी भी थे। अमेरिका से लौटकर उन्होंने देशवासियों का आह्वान करते हुए कहा था, "नया भारत निकल पड़े मोची की दुकान से, भड़भूजे के भाड़ से, कारखाने से, हाट से, बाजार से; निकल पड़े झाड़ियों, जंगलों, पहाड़ों, पर्वतों से।"

और जनता ने स्वामीजी की पुकार का उत्तर दिया। वह गर्व के साथ निकल पड़ी। गांधीजी को आजादी की लड़ाई में जो जन-समर्थन मिला, वह विवेकानंद के आह्वान का ही फल था। इस प्रकार वे भारतीय स्वतंत्रता-संग्राम के भी एक प्रमुख प्रेरणा-स्रोत बने।

उनका विश्वास था कि पवित्र भारतवर्ष धर्म एवं दर्शन की पुण्यभूमि है। यहीं बड़े-बड़े महात्माओं तथा ऋषियों का जन्म हुआ, यहीं संन्यास एवं त्याग की भूमि है तथा यहीं, केवल यहीं आदिकाल से लेकर आज तक मनुष्य के लिए जीवन के सर्वोच्च आदर्श एवं मुक्ति का द्वार खुला हुआ है।

उनके कथन—"उठो, जागो, स्वयं जगकर औरों को जगाओ। अपने नर-जन्म को सफल करो और तब तक रुको नहीं, जब तक कि लक्ष्य प्राप्त न हो जाए।" पर अमल करके व्यक्ति अपना ही नहीं, सार्वभौमिक कल्याण कर सकता है। यही उनके प्रति हमारी सच्ची श्रद्धांजलि होगी।

प्रस्तुत पुस्तक 'वेदांत भविष्य का धर्म' में स्वामीजी ने भारतीय अध्यात्म के दो आधारभूत ग्रंथों 'रामायण' और 'महाभारत' के माध्यम से भारत के समाज का आध्यात्मिक, सामाजिक और मानसिक दृश्य खींचा है, जो भारतीय जनमानस के भावों का दिग्दर्शन कराता है।

अनुक्रम

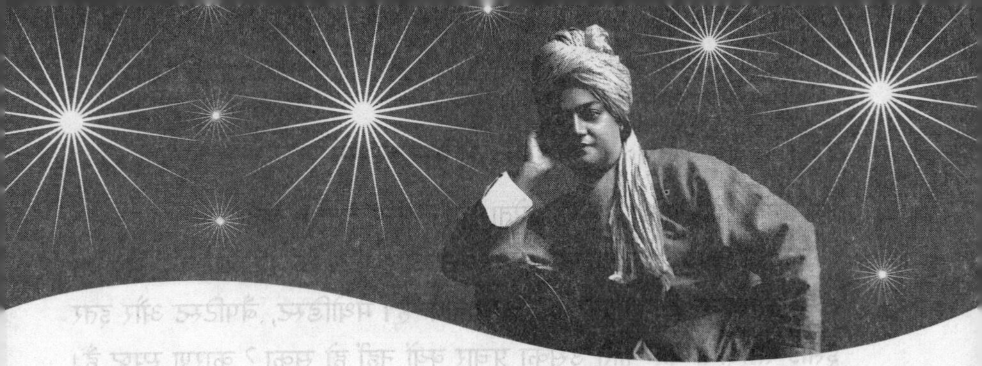

वेदांत भावी युग का धर्म

संसार भर में प्राचीनतम धर्म-दर्शन है वेदांत, लेकिन वह लोकप्रिय हुआ है, ऐसा कदापि नहीं कहा जा सकता। इसलिए क्या वेदांत भावी युग का धर्म होगा? इस प्रश्न का उत्तर दे सकना बड़ा कठिन है। मैं यह पहले ही बता दूँ कि अधिकांश मानवता कभी इसे अपना धर्म मानेगी, इसका मैं अनुमान नहीं लगा पाता। क्या संयुक्त राज्य अमेरिका जैसे एक समय राष्ट्र को वह कभी प्रभावित कर सकेगा? शायद वह कर सके! जो भी हो, आज की संध्या का प्रतिपाद्य विषय यही रहेगा।

वेदांत क्या नहीं है, इससे आरंभ कर, वेदांत क्या है, इसका परिचय दूँगा। लेकिन यह याद रखो कि निरपेक्ष सिद्धांतों पर जोर देने के साथ-साथ वेदांत का किसी अन्य विधारधारा से विरोध नहीं है। हाँ, जहाँ तक मौलिक सिद्धांतों का संबंध है, उसका किसी से समझौता या अपने सत्य पक्ष का त्याग संभव नहीं है।

तुम सबको मालूम है कि धर्म के निर्माण के लिए कुछ उपादान आवश्यक होते हैं। इनमें ग्रंथ का स्थान सर्वोपरि है। ग्रंथ की शक्ति अद्‍भुत है। कारण जो भी हो, ग्रंथ मानवीय श्रद्धा का ध्रुव केंद्र है। आज के जीवित धर्मों में ऐसा कोई भी नहीं है, जिसका अपना ग्रंथ न हो। तर्कवाद और लंबी-चौड़ी बातों के बावजूद मानवता ग्रंथों से चिपकी हुई है। आपके देश में ही ग्रंथरहित धर्म के प्रचार का सारा प्रयास विफल हुआ है। भारत में संप्रदायों का आरंभ तो सफलतार्वूक हो जाता है, किंतु कुछ ही वर्षों में वे इसलिए दिवंगत हो जाते हैं

कि उनके पीछे कोई ग्रंथ नहीं होता। यही अन्य देशों में होता है।

'एकत्ववादी आंदोलन' के उत्थान और पतन के इतिहास को लो। वह तुम्हारे राष्ट्र के सर्वोच्च चिंतन का प्रतीक है। मेथोडिस्ट, बैपटिस्ट और इतर ईसाई संप्रदायों की भाँति उसका प्रचार क्यों नहीं हो सका? कारण स्पष्ट है। उसका अपना कोई ग्रंथ न था। इसके ठीक विपरीत यहूदियों को देखो, मुट्ठी भर लोग, हर राष्ट्र से खदेड़े जाने के बाद भी संघटित हैं, क्योंकि उनका अपना धर्मग्रंथ है। पारसियों को लो, दुनिया भर में वे मात्र एक लाख ही होंगे! जैन संप्रदाय के अनुयायी भारत में दस लाख ही रह गए हैं। क्या तुम जानते हो कि ये थोड़े से पारसी और जैनी केवल अपने धर्मग्रंथों की बदौलत ही जीवित हैं? आज कितने भी जीवित धर्म हैं, उनमें से प्रत्येक का अपना स्वतंत्र धर्मग्रंथ है।

'एकत्ववादी आंदोलन' के उत्थान और पतन के इतिहास को लो। वह तुम्हारे राष्ट्र के सर्वोच्च चिंतन का प्रतीक है। मेथोडिस्ट, बैपटिस्ट और इतर ईसाई संप्रदायों की भाँति उसका प्रचार क्यों नहीं हो सका? कारण स्पष्ट है। उसका अपना कोई ग्रंथ न था। इसके ठीक विपरीत यहूदियों को देखो, मुट्ठी भर लोग, हर राष्ट्र से खदेड़े जाने के बाद भी संघटित हैं, क्योंकि उनका अपना धर्मग्रंथ है।

धर्म की दूसरी आवश्यकता है—व्यक्ति विशेष के प्रति पूज्य भाव। यह विशिष्ट व्यक्ति विश्व के स्वामी या महान् उपदेशक के रूप में पूजा जाता है। मनुष्य के लिए किसी देहधारी मानव की उपासना करना अनिवार्य है। कोई अवतारी पुरुष, पैगंबर या महान् नेता मानव को चाहिए ही। सारे धर्मों में आज यही बात दिखाई पड़ेगी। हिंदू और ईसाई धर्मों में अवतार की मान्यता है। बौद्ध, इसलाम, यहूदी आदि धर्मों में पैगंबर को गौरवपूर्ण स्थान प्राप्त है। लेकिन लक्ष्य सबका समान है—उनकी पूजा-भावना किसी व्यक्ति या व्यक्ति-समुदाय पर केंद्रित है।

धर्म की तीसरी आवश्यकता यह है कि सबल और आत्मविश्वास युक्त

होने के लिए उसे केवल अपने को ही सत्य मानना चाहिए। अन्यथा जन-समाज पर उसका प्रभाव नहीं के बराबर होगा।

उदारवादिता मानव-मन में धर्मांधता को जगा नहीं पाती, स्वयं अपने को छोड़कर किसी अन्य के प्रति शत्रुता का भाव नहीं जगा सकती, अतः वह मर जाती है, इसीलिए उदारता को बार-बार पराभूत होना पड़ेगा। उसका प्रभाव भी इने-गिनों तक सीमित रहता है। इसका कारण भी स्पष्ट है। उदारवादिता हमें स्वार्थरहित बनाने की चेष्टा करती है, लेकिन हम निस्स्वार्थ नहीं होना चाहते। इससे कोई तात्कालिक लाभ नहीं होता। स्वार्थी बने रहने में ही हमारा अधिक हित है। जब हम गरीब या साधनहीन होते हैं, हम उदारता की हामी भरते हैं। धन और शक्ति-संचय के क्षण से ही हम अतीव अनुदार हो जाते हैं। गरीब जनतंत्रवादी होता है, धनी बनते ही वह सामंत बन जाता है। मानव-स्वभाव की यही प्रवृत्ति धर्मक्षेत्र में भी दिखाई पड़ती है।

उदारवादिता मानव-मन में धर्मांधता को जगा नहीं पाती, स्वयं अपने को छोड़कर किसी अन्य के प्रति शत्रुता का भाव नहीं जगा सकती, अतः वह मर जाती है, इसीलिए उदारता को बार-बार पराभूत होना पड़ेगा। उसका प्रभाव भी इने-गिनों तक सीमित रहता है। इसका कारण भी स्पष्ट है। उदारवादिता हमें स्वार्थरहित बनाने की चेष्टा करती है, लेकिन हम निस्स्वार्थ नहीं होना चाहते।

किसी पैगंबर का आविर्भाव होता है। यह अपने अनुयायियों को हर तरह के पुरस्कारों का वचन और अनुसरण न करनेवालों को चिरंतन नरक की धमकी देता है। इस प्रकार वह अपने पंथ का प्रचार करता है। वर्तमान सारे प्रचारशील धर्म घोर कट्टरपंथी हैं। कोई संप्रदाय अन्य संप्रदायों से जितनी घृणा करेगा, उतना ही वह सफल होगा और अपने अनुयायियों की संख्या उत्तरोत्तर बढ़ाता जाएगा। संसार के अधिकतर भागों में भ्रमण करने के उपरांत और विविध जातियों के मध्य रहने एवं विश्व की वर्तमान स्थिति को ध्यान में रखते हुए मैं इस निष्कर्ष पर पहुँचा

हूँ कि विश्वबंधुत्व के संबंध में इतनी बातें होते रहने पर भी प्रस्तुत स्थिति चलती ही रहेगी।

वेदांत इनमें से किसी पर भी विश्वास नहीं करता। उसकी सबसे मौलिक कठिनाई यही है कि किसी ग्रंथ पर उसकी आस्था नहीं है। एक ग्रंथ का दूसरे पर अधिकार सभी सत्यों का आश्रय हो सकता है, इस दावे का वह प्रबल विरोध करता है। तुममें से जिन्होंने उपनिषद् पढ़े हैं, उन्हें मालूम होगा कि उनकी बार-बार यही घोषणा है—'नायमात्मा प्रवचलेन लभ्यो, न मेधया' (इस आत्मा को प्रवचन से अथवा बुद्धि से प्राप्त नहीं किया जा सकता)।

वह व्यक्तिविशेष की आराधना को और भी अधिक अग्राह्य मानता है। तुममें से वेदांत के विद्यार्थी (वेदांत से आशय उपनिषद् है) जानते हैं कि केवल यही धर्म किसी व्यक्ति विशेष से चिपका नहीं है। कोई भी एक स्त्री या पुरुष वेदांतियों की आराधना का पात्र नहीं बन सका है। यह संभव भी नहीं। कोई मानव किसी पक्षी या कीट की अपेक्षा अधिक पूज्य नहीं होता।

दूसरे, वह व्यक्तिविशेष की आराधना को और भी अधिक अग्राह्य मानता है। तुममें से वेदांत के विद्यार्थी (वेदांत से आशय उपनिषद् है) जानते हैं कि केवल यही धर्म किसी व्यक्ति विशेष से चिपका नहीं है। कोई भी एक स्त्री या पुरुष वेदांतियों की आराधना का पात्र नहीं बन सका है। यह संभव भी नहीं। कोई मानव किसी पक्षी या कीट की अपेक्षा अधिक पूज्य नहीं होता। हम सब भाई हैं। अंतर केवल परिमाण का है। जो क्षुद्र कीट है, बिल्कुल वही मैं भी हूँ। इस प्रकार तुम देखते हो कि वेदांत में किसी व्यक्ति का हमारे आगे खड़ा होना और हम सबका उसकी आराधना करना, उसका हमें घसीटते हुए आगे बढ़ाना और हमारा उद्धार करना, इसकी संभावना ही नहीं है। वेदांत आपको यह सब नहीं देता। कोई ग्रंथ नहीं, पूजा के लिए कोई व्यक्ति नहीं, कुछ भी नहीं।

इससे भी अधिक कठिनता ईश्वर संबंधी है। इस देश में तुम जनतंत्रवादी

रहना चाहते हो? वेदांत जनतंत्रीय ईश्वर का ही उपदेश करता है।

तुम्हारी सरकार है, फिर भी वह दुनिया के किसी भी राजतंत्र की अपेक्षा अधिक शक्तिशाली है। शायद यह कोई भी नहीं समझ पाता कि यथार्थ शक्ति, यथार्थ जीवन एवं वास्तविक बल अदृश्य निरपेक्ष तथा शून्य सत्ता में छिपे हैं। दूसरों से अलग, मात्र व्यक्ति की हैसियत से तुम्हारी कोई सत्ता नहीं, लेकिन स्वशासित राष्ट्र की अवैयक्तिक इकाई के रूप में तुम अतीव बलशाली हो। शासन-व्यवस्था में सम्मिलित सदस्य-समूह के नाते तो महान् शक्तिशाली हो। किंतु यथार्थतः यह शक्ति है कहाँ? हर व्यक्ति ही वह शक्ति है। कोई राजा नहीं। मैं सबको समान देखता हूँ। किसी के सामने मुझे टोपी उतारना या सिर झुकाना नहीं पड़ा है। फिर भी हर व्यक्ति में अद्भुत शक्ति छिपी हुई है।

तुम्हारी सरकार है, फिर भी वह दुनिया के किसी भी राजतंत्र की अपेक्षा अधिक शक्तिशाली है। शायद यह कोई भी नहीं समझ पाता कि यथार्थ शक्ति, यथार्थ जीवन एवं वास्तविक बल अदृश्य निरपेक्ष तथा शून्य सत्ता में छिपे हैं। दूसरों से अलग, मात्र व्यक्ति की हैसियत से तुम्हारी कोई सत्ता नहीं, लेकिन स्वशासित राष्ट्र की अवैयक्तिक इकाई के रूप में तुम अतीव बलशाली हो।

वेदांत पूर्णरूपेण यही है। इसका ईश्वर सर्वथा सबसे दूर, एक ऊँचे सिंहासन पर विराजनेवाला महाराजा नहीं। ऐसे लोग भी हैं, जो अपना ईश्वर उसी रूप में देखना चाहते हैं, जिससे सभी भयभीत हों और जिसको प्रसन्न रखा जाए। वे उसके सामने दीप जलाते हैं और नाक रगड़ते हैं। वे एक राजा से शासित होना चाहते हैं और यहाँ की भाँति स्वर्ग में भी शासित होने की बात पर विश्वास रखते हैं। कम-से-कम इस राष्ट्र से तो राजा मिट ही गया है। अब स्वर्ग का राजा है कहाँ? केवल वहीं, जहाँ लौकिक राजा है। इस देश में राजा प्रत्येक मनुष्य में निहित हो गया है। यहाँ तुम सब लोग राजा हो। यही वेदांत का भी ध्येय है। तुम सब ईश्वर हो। केवल एक ईश्वर पर्याप्त नहीं। वेदांत का

अभिमत है, तुम सब ईश्वर हो।

इससे वेदांत की कठिनाई और भी बढ़ जाती है। वह ईश्वर की पुरानी धारणा का प्रतिपादन करता ही नहीं। सुरलोक में रहकर हमारी अनुमति के बिना ही संसार की गतिविधि का आयोजन करनेवाले, अपनी लीला के लिए शून्य से हमारा सृजन करनेवाले और निज परितोष के लिए हमें आपद्ग्रस्त करनेवाले ईश्वर की जगह वेदांत सर्वांतर्यामी, सर्वव्यापक ईश्वर का निरूपण करता है। इस राष्ट्र से तो राजराजेश्वर की विदाई हो चुकी है, लेकिन वेदांत से तो स्वर्ग का साम्राज्य सहस्रों वर्ष पूर्व ही लुप्त हो गया था।

भारत लौकिक परम भट्टारक का परित्याग नहीं कर सकता। इसी कारण वेदांत भारत का धर्म नहीं हो सकता। जनतंत्र के कारण वेदांत इस राष्ट्र का धर्म हो सकता है, परंतु यह उसी हालत में संभव है, जब तुम दिमाग में धुँधली विचारधाराओं एवं अंधविश्वासों वाले मनुष्य न बनकर उसे भलीभाँति समझ सको और समझो, जब तुम सच्चे स्त्री-पुरुष बनो तथा जब तुम सच्चे अर्थों में आध्यात्मिक बनो, क्योंकि वेदांत केवल अध्यात्म का ही विषय है।

भारत लौकिक परम भट्टारक का परित्याग नहीं कर सकता। इसी कारण वेदांत भारत का धर्म नहीं हो सकता। जनतंत्र के कारण वेदांत इस राष्ट्र का धर्म हो सकता है, परंतु यह उसी हालत में संभव है, जब तुम दिमाग में धुँधली विचारधाराओं एवं अंधविश्वासों वाले मनुष्य न बनकर उसे भलीभाँति समझ सको और समझो, जब तुम सच्चे स्त्री-पुरुष बनो तथा जब तुम सच्चे अर्थों में आध्यात्मिक बनो, क्योंकि वेदांत केवल अध्यात्म का ही विषय है।

स्वर्गस्थ ईश्वर की धारणा क्या है ? भौतिकवाद। ईश्वरीय अनंत तत्त्व, जो हम सबमें समाविष्ट है, वह वेदांत की धारणा है। बादलों के ऊपर विराजनेवाला ईश्वर! इसकी निरी ईश तिरस्कारिता पर विचार करो। यह भौतिकवाद है, कोरा भौतिकवाद! यदि शिशु ऐसा सोचे तो कोई बात नहीं, लेकिन परिपक्व बुद्धिवाले ऐसी बातों की

शिक्षा देने लगें तो यह अत्यधिक अरुचिकर है, यही उसका फल होता है। यह सबकुछ जड़ है, देह-भाव है, स्थूल भाव है, इंद्रियगोचर विषय है। उसका प्रत्येक अंश मिट्टी है, कोरी मिट्टी है। यह भी कोई धर्म है? अफ्रीका के मंबो-फंबो 'धर्म' की भाँति यह कोई धर्म नहीं है। ईश्वर आत्मा है और आत्मा एवं सत्य द्वारा ही उसकी उपासना होनी चाहिए। क्या आत्मा मात्र स्वर्ग-निवासी है? आत्मा है क्या? हम सब आत्मा हैं। क्या कारण है कि हम इसकी अनुभूति नहीं करते? कौन मुझसे तुम्हें अलग करता है? देह और कुछ नहीं। देह को भूलो, और सब आत्मा ही है।

ये वे बातें हैं, जो वेदांत से अपेक्षित नहीं हैं। कोई धर्मग्रंथ नहीं, शेष मनुष्य जाति से पृथक् कोई मनुष्य नहीं, 'तुम कीटमात्र और हम जगदीश्वर', ऐसा कुछ नहीं। यदि तुम जगदीश्वर पशु हो तो मैं भी जगदीश्वर प्रभु हूँ। अतः वेदांत पाप नहीं मानता; भूलें जरूर हैं, लेकिन पाप नहीं। कालांतर में सभी ठीक होनेवाला है। कोई शैतान नहीं, ऐसी कोई बकवास नहीं। वेदांत के अनुसार, जिस क्षण तुम अपने को या इतर जन को पापी समझते हो, वही पाप है। इसी से अन्य सब भूलों का या उनका, जिन्हें बहुधा पाप की संज्ञा दी जाती है, का सूत्रपात होता है। हमारे जीवन में अनेक भूलें हुई हैं। फिर भी हम आगे बढ़ते ही रहे हैं। हमसे भूलें हुईं, इसमें हमारा गौरव है। बीते जीवन का सिंहावलोकन करो। यदि तुम्हारी आज की हालत अच्छी है तो उसका श्रेय सफलताओं के साथ-साथ पिछली भूलों

ये वे बातें हैं, जो वेदांत से अपेक्षित नहीं हैं। कोई धर्मग्रंथ नहीं, शेष मनुष्य जाति से पृथक् कोई मनुष्य नहीं, 'तुम कीटमात्र और हम जगदीश्वर', ऐसा कुछ नहीं। यदि तुम जगदीश्वर पशु हो तो मैं भी जगदीश्वर प्रभु हूँ। अतः वेदांत पाप नहीं मानता; भूलें जरूर हैं, लेकिन पाप नहीं। कालांतर में सभी ठीक होनेवाला है। कोई शैतान नहीं, ऐसी कोई बकवास नहीं। वेदांत के अनुसार, जिस क्षण तुम अपने को या इतर जन को पापी समझते हो, वही पाप है।

को भी मिलना चाहिए। सफलता भी गौरवशालिनी! विफलता भी गौरवशाली! बीते हुए की चिंता मत करो। आगे बढ़ो।

इस तरह तुम देखते हो कि वेदांत पाप और पापी की स्थापना नहीं करता। ईश्वर एक ऐसी सत्ता है, जिससे हम कदापि आतंकित नहीं होंगे; क्योंकि वह हमारी अपनी आत्मा है। उसमें भीति जागनेवाले ईश्वर का आतंक नहीं। केवल एक ही सत्ता है, जिससे हमें डर नहीं, वह है ईश्वर तो क्या ईश्वर से डरनेवाला प्राणी ही यथार्थ में सबसे बड़ा अंधविश्वासी नहीं है? निज छाया से कोई भयभीत भले ही हो उठे, किंतु वह भी निज से संत्रस्त नहीं है। ईश्वर मानव की ही आत्मा है। वही एक ऐसी सत्ता है, जिससे तुम कदापि भयभीत नहीं हो सकते। ईश्वर का भय व्यक्ति के अंतराल में घर कर जाए, वह उससे थर्रा उठे; ये सब बातें अनर्गल नहीं तो और क्या हैं? ईश्वर की कृपा कहो कि हम सब पागलखाने में नहीं हैं! यदि हममें से अधिकांश पागल न हो गए हों तो हम 'ईश्वर-भीति' जैसी धारणा का आविष्कार ही क्यों करें? भगवान् बुद्ध का कथन था कि न्यूनाधिक मात्रा में सारी मानवता विक्षिप्त है। लगता है कि यह पूर्णतः सत्य है।

इस तरह तुम देखते हो कि वेदांत पाप और पापी की स्थापना नहीं करता। ईश्वर एक ऐसी सत्ता है, जिससे हम कदापि आतंकित नहीं होंगे; क्योंकि वह हमारी अपनी आत्मा है। उसमें भीति जागनेवाले ईश्वर का आतंक नहीं। केवल एक ही सत्ता है, जिससे हमें डर नहीं, वह है ईश्वर तो क्या ईश्वर से डरनेवाला प्राणी ही यथार्थ में सबसे बड़ा अंधविश्वासी नहीं है?

कोई धर्मग्रंथ नहीं, कोई व्यक्ति (अवतार) नहीं, कोई सगुण ईश्वर नहीं—इन सभी को जाना होगा, फिर इंद्रियों को भी जाना पड़ेगा। हम इंद्रियों के दास नहीं रह सकते। अभी हम बर्फीली नदी में ठंड से ठिठुरकर मरनेवालों की भाँति आबद्ध हैं। सो जाने की ऐसी बलवती ईप्सा द्वारा वे लोग आक्रांत

हैं कि जब उनके साथी उन्हें मृत्यु से सजग कर जाग्रत् करना चाहते हैं तो वे कहते हैं, "जान जाए बला से। लेकिन नींद हराम न होने पाए।" हम इंद्रिय-सुख की सस्ती वस्तु के शिकार हैं, भले ही उसमें हमारा सर्वनाश ही क्यों न हो। हमने यह भुला दिया है कि जीवन में और अधिक महान् वस्तुएँ हैं।

एक पौराणिक हिंदू कथा है कि ईश्वर ने एक बार धरती पर सूकरावतार लिया। उनकी एक सूकरी भी थी। कालांतर में उनके कई सूकर संतानें हुईं। अपने परिवारवालों के बीच वे बड़े चैन से रहे। कीचड़ में लोटते हुए वे खूब मस्त थे। वे अपनी दिव्य महिमा एवं प्रभुता भूल बैठे। देवता बड़े चिंतित हुए। वे धरती पर उतर आए और उनसे सूकर-शरीर त्यागकर देवलोक लौट चलने की विनती करने लगे। ईश्वर ने उनकी एक न सुनी और उन सबको दुत्कार दिया। वे बोले, "मैं बड़ा प्रसन्न हूँ और इस रंग में भंग देखना नहीं चाहता हूँ।" कोई चारा न देखकर, देवताओं ने प्रभु का सूकर-शरीर नष्ट कर दिया। तक्षण ईश्वर की दिव्य भव्यता लौट आई और वे बड़े विस्मित थे कि सूकर-स्थिति में वे प्रसन्न रहे कैसे?

एक पौराणिक हिंदू कथा है कि ईश्वर ने एक बार धरती पर सूकरावतार लिया। उनकी एक सूकरी भी थी। कालांतर में उनके कई सूकर संतानें हुईं। अपने परिवारवालों के बीच वे बड़े चैन से रहे। कीचड़ में लोटते हुए वे खूब मस्त थे। वे अपनी दिव्य महिमा एवं प्रभुता भूल बैठे। देवता बड़े चिंतित हुए। वे धरती पर उतर आए और उनसे सूकर-शरीर त्यागकर देवलोक लौट चलने की विनती करने लगे।

मानवीय आचरण भी इसी प्रकार का है। जब कभी लोग निर्गुण ईश्वर की चर्चा सुनते हैं तो उनकी प्रतिक्रिया होती है कि "मेरे व्यक्तित्व का क्या होगा? व्यक्तित्व लुप्त ही हो जाएगा।" फिर कभी ऐसा विचार मन में उठे तो उस सूकर की दशा याद कर लेना और तब देखना कि तुममें से प्रत्येक की प्रसन्नता का पारावार कितना असीम है! तुम अपनी वर्तमान स्थिति से कितने

संतुष्ट हो। लेकिन जब तुम्हें यह अनुभव हो जाएगा कि तुम यथार्थतः क्या हो तो तुम यह देखकर तक्षण आश्चर्यचकित हो जाओगे कि इंद्रिय-जीवन के परित्याग के प्रति तुम अनिच्छुक क्यों हो? तुम्हारे व्यक्तित्व में रहा ही क्या है? वह सूकर-जीवन से कहीं बढ़कर है? और क्या तुम इसी को छोड़ना नहीं चाहते? प्रभु हमारा कल्याण करे।

वेदांत की शिक्षा क्या है? प्रथमतः यह शिक्षा देता है कि सत्य-दर्शन के लिए तुम्हें अपने से भी बाहर जाने की जरूरत नहीं। सभी अतीत और सभी अनागत इसी वर्तमान में निहित हैं। कभी किसी ने अतीत को नहीं देखा। क्या तुममें से किसी ने अतीत को देखा है? तब यह सोचते हो कि तुम अतीत को जानते हो तो तुम्हें केवल वर्तमान में ही अतीत को लाना पड़ेगा, जो वर्तमान यथार्थ सत्य है, शेष सब कल्पना है। वर्तमान ही सबकुछ है। केवल वही एक है—'एकमेवाद्वितीयम्'। जो कुछ है, सब इसी में है। अनंत काल का एक क्षण दूसरे प्रत्येक क्षण की ही भाँति अपने में पूर्ण और सबको समाहित कर लेनेवाला है। जो कुछ है, था और होगा, सब इसी वर्तमान में है। इससे परे किसी कल्पना में कोई प्रवृत्त हो तो वह विफल मनोरथ होगा।

वेदांत की शिक्षा क्या है? प्रथमतः यह शिक्षा देता है कि सत्य-दर्शन के लिए तुम्हें अपने से भी बाहर जाने की जरूरत नहीं। सभी अतीत और सभी अनागत इसी वर्तमान में निहित हैं। कभी किसी ने अतीत को नहीं देखा। क्या तुममें से किसी ने अतीत को देखा है? तब यह सोचते हो कि तुम अतीत को जानते हो तो तुम्हें केवल वर्तमान में ही अतीत को लाना पड़ेगा, जो वर्तमान यथार्थ सत्य है, शेष सब कल्पना है।

क्या इस पृथ्वी से भिन्न स्वर्ग का चित्रण कोई धर्म कर सकता है? और यह सब कला मात्र है, केवल इस कला का ज्ञान हमें धीरे-धीरे होता है। हम पंचेंद्रियों के सहारे इस सृष्टि को निरखते हैं और उसे रंग-रूप-शब्द आदि से युक्त स्थूल ही पाते हैं। मान लो, विद्युत-चेतना का मुझमें स्फुरण हो जाए तो

सबकुछ बदल जाएगा। मान लो कि मेरी इंद्रियाँ सूक्ष्मतर हो जाएँ तो तुम सब बदले नजर आओगे। मैं ही बदल जाऊँ तो तुम भी बदल जाओगे। यदि मैं इंद्रियों की सीमा पार कर लूँ तो तुम सब आत्मरूप तथा ईश्वर-रूप दिखोगे। जगत् का दृश्य रूप सत्य नहीं है।

हम इसको शनैः-शनैः समझ सकेंगे और तब हम देखेंगे कि स्वर्ग आदि सबकुछ यहीं है, इसी क्षण है तथा दिव्य सत्ता पर अध्यासों के अतिरिक्त और कुछ नहीं है। यह सत्ता सभी लोगों एवं संवर्गों से बढ़कर है। लोगों का विचार है कि यह संसार त्रुटिपूर्ण है और वे कल्पना करते हैं कि स्वर्ग कहीं अन्यत्र है।

हम इसको शनैः-शनैः समझ सकेंगे और तब हम देखेंगे कि स्वर्ग आदि सबकुछ यहीं है, इसी क्षण है तथा दिव्य सत्ता पर अध्यासों के अतिरिक्त और कुछ नहीं है। यह सत्ता सभी लोगों एवं संवर्गों से बढ़कर है। लोगों का विचार है कि यह संसार त्रुटिपूर्ण है और वे कल्पना करते हैं कि स्वर्ग कहीं अन्यत्र है।

यह संसार बुरा नहीं है। तुम जानो तो यह साक्षात् ईश्वर है। इसका बोध भी दूभर है तथा इस पर विश्वास करना और भी दुष्कर। कल फाँसी पर लटकाया जानेवाला हत्यारा भी ईश्वर है, पूर्ण ब्रह्म है। अवश्य ही यह विषय जटिल है, पर वह बोधगम्य हो सकता है।

इसीलिए वेदांत का प्रतिपाद्य है—'विश्व का एकत्व', विश्वबंधुत्व नहीं। मैं भी वैसा हूँ, जैसा एक मनुष्य है, एक जानवर है—बुरा, भला या और कुछ भी। सब परिस्थितियों में यह एक ही देह, एक ही मन और एक ही आत्मा है। आत्मा का अंत नहीं। कहीं कोई विनाश नहीं, देह का भी अंत नहीं। मन भी मरता नहीं है। देह का अंत हो कैसे? एक पत्ती झड़ जाए तो क्या पेड़ का अंत हो जाएगा? यह विराट् विश्व ही मेरी देह है। देखो, कैसी इसकी अविकल परंपरा है। सारे मन, मेरे मन हैं। सबके पैरों से मैं ही चलता हूँ। सबके मुँह से मैं ही बोलता हूँ। सबके शरीर में मेरा ही निवास है।

मैं इसका अनुभव क्यों नहीं कर पाता हूँ? इसका कारण है—वही व्यक्तित्व भाव, वही सूकरपना। इस मन से तुम आबद्ध हो चुके हो और तुम यहीं रह सकते हो, यहाँ। अमरत्व है क्या? कितने कम लोग यह उत्तर देंगे कि "वह हमारा यह जीवन ही है!" बहुतेरों की धारणा है कि यह जीवन मरणशील है, प्राणहीन है; ईश्वर यहाँ नहीं है, स्वर्ग पहुँचने पर ही वे अमर होंगे। उनकी कल्पना है कि मृत्यु के बाद ही ईश्वर से उनका साक्षात्कार होगा। लेकिन, यदि वे इसी जीवन में और अभी उसका साक्षात्कार नहीं करते तो मरने के बाद भी उसे नहीं देख पाएँगे। यद्यपि अमरता पर उनकी आस्था है तो भी उन्हें यह अज्ञात है कि अमरता मरने और स्वर्ग जाने से नहीं, बल्कि व्यक्तिवाद की इस सूकर-प्रवृत्ति और क्षुद्र देह-बंधन से अपने को आबद्ध न करने पर ही प्राप्त होती है। निज को सबमें, सबको निज में जानने, समस्त मन से देखने की ही संज्ञा अमरता है। हमें दूसरों के शरीर में भी आत्मदर्शन अवश्य ही मिलेगा। सहानुभूमि या समानुभूमि है क्या? क्या सहानुभूति की भी सीमा निर्दिष्ट है? संभवतः एक ऐसा भी समय आएगा, जबकि समस्त सृष्टि से मैं तादात्म्य अनुभव कर पाऊँगा। इससे लाभ? इस सूकर-देह का परित्याग करना कठिन है। अपनी छोटी सी वासनामय देह के आनंद के परित्याग से हमें पश्चात्ताप होता है। वेदांत का लक्ष्य 'देह-भाव-त्याग' नहीं, 'देह-भाव-अतिक्रमण' है। तपश्चर्या आवश्यक नहीं, दो देहों का भी उपभोग भला, तीन का भी भला। एक से अधिक देहों में जीवनयापन करना अच्छा! जब मैं निखिल सृष्टि से तादात्म्य का सुख लूट सकता हूँ तो संपूर्ण सृष्टि ही मेरा शरीर है।

मैं इसका अनुभव क्यों नहीं कर पाता हूँ? इसका कारण है—वही व्यक्तित्व भाव, वही सूकरपना। इस मन से तुम आबद्ध हो चुके हो और तुम यहीं रह सकते हो, यहाँ। अमरत्व है क्या? कितने कम लोग यह उत्तर देंगे कि "वह हमारा यह जीवन ही है!"

बहुत से ऐसे हैं, जो यह उपदेश सुनते ही संत्रस्त हो जाते हैं। उन्हें यह

सुनना पसंद नहीं कि वे क्षुद्र पशुदेहधारी नहीं, जिनका किसी निरंकुश भगवान् से सृजन किया है। मेरा उनसे अनुरोध है, "ऊपर उठो।" वे कहते हैं कि "पाप में हमारा जन्म हुआ, किसी के अनुग्रह के बिना हम अपना उद्धार नहीं कर सकते।" मैं कहता हूँ, "तुम दिव्य तेजसंभूत हो।" उनका जवाब है, "आप नास्तिक हैं, ऐसी बकवास करने का आप साहस कैसे करते हैं? एक अति दुःखी जीव परमेश्वर कैसे हो सकता है? हम सभी पापी हैं।" तुम्हें विदित है, कभी-कभी मैं बेहद निराश हो जाता हूँ। सैकड़ों स्त्री-पुरुष मुझसे कहते हैं कि यदि कोई भी नरक नहीं है तो कोई धर्म कैसे हो सकता है? यदि ये लोग खुशी-खुशी नरक जाते हैं तो इन्हें कौन रोक सकता है?

तुम जिनका स्वप्न देखोगे, जो सोचोगे, उसी की सृष्टि करोगे। अगर यह नरक है तो मरते ही तुम्हें नरक दिखेगा। अगर यह असत् और शैतान है तो तुम्हें शैतान ही मिलेगा। अगर प्रेत है तो प्रेत ही देखोगे। तुम जो कुछ सोचते हो, वही बनते भी हो। अगर तुम्हें सोचना हो तो अच्छे-ऊँचे विचार मन में लाओ।

तुम जिनका स्वप्न देखोगे, जो सोचोगे, उसी की सृष्टि करोगे। अगर यह नरक है तो मरते ही तुम्हें नरक दिखेगा। अगर यह असत् और शैतान है तो तुम्हें शैतान ही मिलेगा। अगर प्रेत है तो प्रेत ही देखोगे। तुम जो कुछ सोचते हो, वही बनते भी हो। अगर तुम्हें सोचना हो तो अच्छे-ऊँचे विचार मन में लाओ। मान लिया कि तुम कमजोर क्षुद्र कीट हो। अपने को कमजोर घोषित करने से हम कमजोर बनेंगे, हमारी हालत बेहतर न होगी। कल्पना करो कि हमने प्रकाश बुझा दिया, खिड़कियाँ बंद कर दीं और कमरे को अंधकारपूर्ण करने लगे तो इससे बढ़कर प्रलाप क्या होगा! अपने को पापी कहने से मुझे क्या लाभ मिलता है? यदि मैं अँधेरे में हूँ तो रोशनी कर लूँ। फिर सारी बला टली। फिर भी मानव-स्वभाव कितना विचित्र है! विश्व-मन को अपने जीवन का नित्य आधार जानकर भी लोग शैतान, अँधेरा, झूठ आदि पर ही ज्यादा सोचते हैं। तुम उन्हें सही बताओ तो उन्हें

विश्वास नहीं होता। उन्हें अँधेरा ही ज्यादा पसंद है।

यह वेदांत की ओर से उठाया गया एक महान् प्रश्न है कि लोग इतने भयभीत क्यों हैं? जवाब सीधा है कि उन्होंने अपने को असहाय और पराश्रित बना लिया है। हम इतने आलसी हैं कि अपने लिए स्वयं कुछ करना नहीं चाहते। हम अपना प्रत्येक काम कराने के लिए किसी सगुण ईश्वर की, किसी त्राता की या किसी पैगंबर की कामना करते हैं। एक बड़ा अमीर आदमी कभी पैदल नहीं चलता, हमेशा सवारी पर घूमता है। लेकिन कुछ वर्ष बाद वह पंगु बन जाता है तो उसकी नींद खुलती है। वह महसूस करने लगता है कि उसके जीने का ढंग अंतत: अच्छा न था। मेरे लिए दूसरा कोई नहीं चल सकता है। जब कभी किसी ने मेरे लिए किया तो उससे नुकसान मेरा ही होता था। दूसरा कोई किसी का हर काम करने लगे तो उसके हाथ-पैर बेकार हो जाएँगे। जो कुछ भी हो हम स्वयं करते हैं, वही हमें करना है। दूसरे की ओर से किया हुआ कोई काम कभी हमारा अपना नहीं हो सकता है। मेरे व्याख्यानों से अध्यात्म के रहस्य तुम नहीं सीख पाओगे। तुम जो कुछ भी सीख सकते हो, उसके लिए मैं चिनगारी मात्र हूँ, जिसने इसको अंगार में परिवर्तित किया। पैगंबर या उपदेशक इतना ही कर सकते हैं। सहायता प्राप्त करने के लिए मारे-मारे फिरना मूर्खता है।

यह वेदांत की ओर से उठाया गया एक महान् प्रश्न है कि लोग इतने भयभीत क्यों हैं? जवाब सीधा है कि उन्होंने अपने को असहाय और पराश्रित बना लिया है। हम इतने आलसी हैं कि अपने लिए स्वयं कुछ करना नहीं चाहते। हम अपना प्रत्येक काम कराने के लिए किसी सगुण ईश्वर की, किसी त्राता की या किसी पैगंबर की कामना करते हैं।

तुम जानते हो, भारत में बैलगाड़ियाँ होती हैं! यों तो एक गाड़ी में दो बैल जोते जाते हैं और कभी-कभी जुए की नोंक पर तिनके का एक गुच्छा लटका दिया जाता है, यह बैलों के ठीक सामने, किंतु उनकी पहुँच से कुछ दूर होता

है। बैल लगातार उसे खा लेने की कोशिश करते हैं, लेकिन असफल ही रहते हैं। हमें दूसरों से मिलनेवाली मदद का असली रूप यही है। हम सोचते हैं कि हमें सुरक्षा, शक्ति, विवेक, संतोष आदि बाहर से मिलेंगे। हमारी आशा सतत बनी रहती है, किंतु वह कभी पूरी नहीं होती। किसी को भी बाहर से सहायता कभी नहीं प्राप्त होती।

मनुष्य को कोई सहायता नहीं प्राप्त होने वाली। न कोई सहायता कभी मिली, मिल रही है और न मिलेगी। सहायता की आवश्यकता भी क्या है? क्या तुम पुरुष और स्त्री नहीं हो? क्या पृथ्वी के पालक को दूसरों की सहायता चाहिए? क्या तुम लज्जित नहीं होते? तुम खाक बन जाओ तो तुम्हें मदद मिलेगी। पर तुम तो आत्मरूप हो। स्वयं कठिनाइयों से छुटकारा पाओ। कोई तुम्हारा नहीं है और न कभी था। अपनी रक्षा स्वयं करो। यह सोचना कि कोई सहायता देता है, मीठा सपना मात्र है। उससे कोई लाभ नहीं होगा।

मनुष्य को कोई सहायता नहीं प्राप्त होने वाली। न कोई सहायता कभी मिली, मिल रही है और न मिलेगी। सहायता की आवश्यकता भी क्या है? क्या तुम पुरुष और स्त्री नहीं हो? क्या पृथ्वी के पालक को दूसरों की सहायता चाहिए? क्या तुम लज्जित नहीं होते? तुम खाक बन जाओ तो तुम्हें मदद मिलेगी।

एक बार एक ईसाई मेरे पास आया और बोला, "आप घोर पापी हैं।" मैंने जवाब दिया, "हाँ-हाँ! मैं पापी हूँ। आप अपना काम देखिए।" वह ईसाई प्रचारक था। उसने मुझे तंग करना नहीं छोड़ा। मैं जब उसे देखता हूँ तो भाग खड़ा होता हूँ। वह कहने लगा, "मेरे पास आपकी भलाई के लिए कुछ उपाय हैं। आप पापी हैं और नरक में गिरने जा रहे हैं।" मेरा जवाब था, "बहुत खूब! और कुछ?" मैंने उससे प्रश्न किया, "आप कहाँ जानेवाले हैं?" वह बोल उठा, "मैं स्वर्ग जानेवाला हूँ।" मैंने बता दिया, "मैं नरक जाऊँगा।" उस दिन से उसने मेरा पिंड छोड़ दिया।

अब एक ईसाई महोदय आते हैं और कहते हैं, "आपका सर्वनाश

निश्चित है; लेकिन यदि आप इस धर्म-सिद्धांत पर विश्वास करें तो ईसा मसीह आपको बचा लेंगे।" यह अगर सच होता (मैं निश्चित रूप से जानता हूँ कि यह कोरा अंधविश्वास है) तो ईसाई राष्ट्रों में कोई कुटिलता न होती। थोड़ी देर के लिए इसमें विश्वास भी कर लें, मानने में लगता क्या है; लेकिन फिर कोई असर क्यों नजर नहीं आता? मेरे पूछने पर कि "इतने कुटिल स्वभाववाले—खल—क्यों हैं?" जवाब मिलता है, "अभी हमें अधिक परिश्रम करना है।" ईश्वर पर विश्वास रखो, किंतु बारूद सूखी रखो! ईश्वर से प्रार्थना करो और ईश्वर को उद्धार करने के लिए आने दो। लेकिन मैंने ही सभी संघर्ष किए, मेरी ही प्रार्थना-पूजा रही; समस्याओं का समाधान मैं निकालूँ और ईश्वर उसके गौरव का भागी बने। यह ठीक नहीं। मैं कदापि ऐसा नहीं करूँगा।

मैं एक बार प्रीतिभोज में निमंत्रित था। आतिथ्य ने मेरे मुँह से 'कल्याण हो' कहलवाना चाहा। मैं बोला, "देवीजी! मैं आपकी कल्याण-कामना करता हूँ। आशीर्वाद-धन्यवाद दोनों आपको ही अर्पित हैं। मैं जब काम में लगता हूँ तो अपने लिए 'कल्याण' कह लेता हूँ। गौरव मुझे मिलना चाहिए कि मैं अथक परिश्रम पर पाया और यह सबकुछ प्राप्त कर सका।"

मैं एक बार प्रीतिभोज में निमंत्रित था। आतिथ्य ने मेरे मुँह से 'कल्याण हो' कहलवाना चाहा। मैं बोला, "देवीजी! मैं आपकी कल्याण-कामना करता हूँ। आशीर्वाद-धन्यवाद दोनों आपको ही अर्पित हैं। मैं जब काम में लगता हूँ तो अपने लिए 'कल्याण' कह लेता हूँ। गौरव मुझे मिलना चाहिए कि मैं अथक परिश्रम पर पाया और यह सबकुछ प्राप्त कर सका।"

तुम कड़ा परिश्रम करो और धन्यवाद दो दूसरों को! यह इसलिए कि तुम अंधविश्वासी हो, डरपोक हो। हजारों वर्षों के पाले-पोसे अंधविश्वास की अब कोई आवश्यकता नहीं। आध्यात्मिक बनने में थोड़ा विशेष परिश्रम लगता है। अंधविश्वास मात्र भौतिकवादिता है, क्योंकि उनका अस्तित्व ही देह पर

आधारित है। वहाँ आत्मा के लिए स्थान नहीं। आत्मा अंधविश्वास से असंपृक्त है। वह देह क्षुद्र वासनाओं से परे है।

आत्मा के क्षेत्र में भी जहाँ-तहाँ क्षुद्र वासनाएँ प्रक्षेपित होने लगी हैं। मैं कई प्रेतात्मा संबंधी सभाओं में गया हूँ। उनमें से एक में एक महिला सभानेत्री थीं। वे मुझसे बोलीं, "आपकी माताजी और आपके पितामह मेरे यहाँ आते हैं।" उन्होंने कहा, "उन्होंने मेरा अभिवादन किया और मुझसे बातें कीं।" किंतु मेरी माताजी अभी जीवित हैं। लोगों का यह प्रिय विषय सा हो गया है कि मरने के बाद भी उनके सगे-संबंधी सुपरिचित शरीर में ही जी रहे हैं और प्रेतात्मावादी उनके अंधविश्वास का फायदा उठाते हैं। मुझे बड़ा दुःख होगा कि मेरे स्वर्गीय पिता अपने उसी घिनौने शरीर को अभी भी धारण किए हुए हैं। उनके सभी पितर जड़ावृत्त हैं; इससे लोगों को सांत्वना मिलती है। एक स्थान पर ईसा मसीह मेरे सामने हाजिर कराए गए। मैं पूछ बैठा, "प्रभो, आप कैसे हैं?" मेरे लिए ये सभी बातें निराशाजनक हैं। यदि वह संत महापुरुष अभी भी शरीरधारी हैं तो हम बेचारे जीवधारियों का क्या होगा? प्रेतात्मवादियों ने उन बुलाए गए सज्जनों में से किसी को छूने नहीं दिया? यदि यह सच भी है, तो भी मुझे उनकी आवश्यकता नहीं। मैं सोचता हूँ, "माँ! माँ! ये नास्तिक, सचमुच इन लोगों की यही समुचित संज्ञा है! केवल पंचेंद्रियों की वासनामात्र है! यहाँ के प्राप्त पदार्थों से तृप्त न होकर मरने के बाद भी उन्हीं को और अधिक पाने के इच्छुक हैं।"

आत्मा के क्षेत्र में भी जहाँ-तहाँ क्षुद्र वासनाएँ प्रक्षेपित होने लगी हैं। मैं कई प्रेतात्मा संबंधी सभाओं में गया हूँ। उनमें से एक में एक महिला सभानेत्री थीं। वे मुझसे बोलीं, "आपकी माताजी और आपके पितामह मेरे यहाँ आते हैं।" उन्होंने कहा, "उन्होंने मेरा अभिवादन किया और मुझसे बातें कीं।"

वेदांत का ईश्वर क्या है? वह शक्ति नहीं, विचार है, तत्त्व है। तुम और हम सब सगुण ईश्वर हैं। विश्व का परात्पर ईश्वर, विश्व का सृष्टा, विधाता

और संहर्ता परमेश्वर निर्विशेष तत्त्व हैं। तुम-हम, चूहे-बिल्ली, भूत-प्रेत आदि सभी उसके रूप हैं, सभी सगुण ईश्वर हैं। तुम्हारी इच्छा है सगुण ईश्वर की उपासना करने की। वह तो अपनी आत्मा की ही उपासना है। यदि तुम मेरी राय मानो तो किसी भी गिरजाघर में कदम न रखो। बाहर निकलो, जाओ, और अपने को प्रक्षालित कर डालो। जब तक युग-युग के चिपके-जमे तुम्हारे अंधविश्वास बह न जाएँ, तब तक अपने को बारंबार प्रक्षालित करते रहो। शायद यह काम तुम्हें न रुचे, क्योंकि तुम तो इस देश में नहाते ही कम हो, स्नान-पर-स्नान भारत की रीति है, तुम्हारे समाज की नहीं। मुझसे प्रायः पूछा गया है, "मैं इतना अधिक हँसता और व्यंग्य-विनोद करता क्यों हूँ?" जब कभी पेटदर्द होने लगता है तो कभी-कभी गंभीर हो जाता हूँ! ईश्वर केवल आनंदपूर्ण हैं। सभी अस्तित्व के मूल में एकमात्र वही हैं, निखिल विश्व का वही शिव है, सत्य है। तुम उसी के अवतार मात्र हो। यही गौरव की बात है। तुम उसके जितने अधिक निकट होओगे, तुम्हें उतना ही कम चीखना-चिल्लाना पड़ेगा। हम उससे जितनी दूर होते हैं, उतना ही अधिक हमें अवसाद झेलना पड़ता है। जितना अधिक उसे जानते हैं, उतना ही संकट टलता जाता है। यदि प्रभु में लीन होनेवाला भी पीड़ित रहे तो उसकी तल्लीनता से लाभ क्या? ऐसे ईश्वर का भी कोई उपयोग है? प्रशांत महासागर में उसे फेंक दो! हमें उसकी आवश्यकता नहीं।

सभी सगुण ईश्वर हैं। तुम्हारी इच्छा है सगुण ईश्वर की उपासना करने की। वह तो अपनी आत्मा की ही उपासना है। यदि तुम मेरी राय मानो तो किसी भी गिरजाघर में कदम न रखो। बाहर निकलो, जाओ, और अपने को प्रक्षालित कर डालो। जब तक युग-युग के चिपके-जमे तुम्हारे अंधविश्वास बह न जाएँ, तब तक अपने को बारंबार प्रक्षालित करते रहो।

लेकिन ईश्वर तो अनंत है, निर्विशेष सत्ता है, सच्चिदानंद है, निर्विकार है, अमर है, अभय है और तुम सब उसके अवतार हो, अंगमात्र हो। वेदांत

का ईश्वर यही है, जिसका स्वर्ग सर्वत्र ही है। इस स्वर्ग में समस्त सगुण ईश्वर निवास करते हैं। तुम सभी मंदिरों में प्रार्थना, पुष्प-समर्पण आदि से विरत रहो!

तुम्हारी प्रार्थना का ध्येय क्या है ? स्वर्ग-प्राप्ति, अर्थात् किसी की वस्तु-सिद्धि और दूसरों को उससे वंचित करने की कामना। "प्रभो! भोजन मुझे खूब मिले, दूसरा भले ही भूखा रहे!" नित्य, अनंत, शाश्वत, सच्चिदानंदस्वरूप; उसे ईश्वर की कैसी भव्य कल्पना है, जिसमें कोई भेद नहीं, कोई दोष नहीं, जो सदा स्वतंत्र, निरंतर निर्मल एवं सतत परिपूर्ण है। हम उसे समस्त मानवीय लक्षणों, कार्य-व्यापारों एवं सीमाओं से आभूषित करते हैं। उसे हमारे लिए खाना देना पड़ेगा, कपड़ा देना पड़ेगा। वस्तुतः ये सारे काम हमें स्वयं करने होंगे और कभी भी किसी ने यह सब हमारे लिए नहीं किया। यही स्पष्ट सत्य है।

तुम्हारी प्रार्थना का ध्येय क्या है ? स्वर्ग-प्राप्ति, अर्थात् किसी की वस्तु-सिद्धि और दूसरों को उससे वंचित करने की कामना। "प्रभो! भोजन मुझे खूब मिले, दूसरा भले ही भूखा रहे!" नित्य, अनंत, शाश्वत, सच्चिदानंदस्वरूप; उसे ईश्वर की कैसी भव्य कल्पना है, जिसमें कोई भेद नहीं, कोई दोष नहीं, जो सदा स्वतंत्र, निरंतर निर्मल एवं सतत परिपूर्ण है।

किंतु तुम शायद ही कभी इसका विचार करते हो। तुम यह कल्पना करते हो कि एक ईश्वर है, जिसके तुम विशेष कृपापात्र हो, जो तुम्हारी मनौतियाँ पूरी करता है। तुम उससे समस्त मानव, संपूर्ण जीवधारियों पर कृपा करने का अनुरोध नहीं करते, बल्कि निज के लिए, निज परिवार के लिए, अपनी बिरादरी भर के लिए उसके अनुग्रह का आग्रह करते हो। जब हिंदू भूखा है तो तुम्हें उसकी चिंता नहीं है; उस समय तुम यह नहीं विचारते कि ईसाइयों का ईश्वर ही हिंदुओं का ईश्वर भी है। ईश्वर संबंधी हमारी सारी धारणाएँ, प्रार्थनाएँ, उपासनाएँ देहबुद्धि के, अज्ञान के प्रभाव से विकृत हैं। हो सकता है कि मेरी बात तुम्हें अच्छी न लगे। आज तुम मुझे भले ही कोस लो, लेकिन कल तुम मुझे आशीर्वाद दोगे।

हमें विचारशील अवश्य बनना चाहिए। किसी भी योनि में जन्म दुःखदायी है। हमें भौतिकता से ऊपर उठना होगा। मेरी माँ हमें अपनी वज्रमुष्टिका से मुक्त होने देना न चाहें, फिर भी हमें प्रयत्न करना होगा। यह संघर्ष ही उपासना है, अन्य सबकुछ भ्रममात्र है। तुम सगुण ईश्वर हो। इस क्षण मैं तुम्हारा उपासक हूँ। यही महत्तम प्रार्थना है। इसी अर्थ में उसकी सेवा करते हुए संपूर्ण विश्व की उपासना करो। मेरा ऊँचे मंच पर खड़ा होना, मैं समझता हूँ, उपासना जैसा प्रतीत नहीं होता है, किंतु यदि इसमें सेवा-भाव है तो यही उपासना है।

हमें विचारशील अवश्य बनना चाहिए। किसी भी योनि में जन्म दुःखदायी है। हमें भौतिकता से ऊपर उठना होगा। मेरी माँ हमें अपनी वज्रमुष्टिका से मुक्त होने देना न चाहें, फिर भी हमें प्रयत्न करना होगा। यह संघर्ष ही उपासना है, अन्य सबकुछ भ्रममात्र है। तुम सगुण ईश्वर हो। इस क्षण मैं तुम्हारा उपासक हूँ। यही महत्तम प्रार्थना है।

अनंत सत्य अप्राप्य है। वह सतत ही इस लोक में विद्यमान है, वह अमर है, अजर है। वह, जो विश्व का प्रभु है, जन-जन में है। मंदिर केवल एक है, वह है देह-मंदिर। यही अकेला मंदिर सनातन है। इसी देह में उसके परमात्मा का, राजराजेश्वर का निवास है। हम देख नहीं पाते, इसलिए हम उसकी पाषाण-प्रतिमाएँ बनाते हैं और उन पर ऊँचे मंदिर खड़े करते हैं। सदा से भारत में वेदांत रहा है, लेकिन भारत ऐसे मंदिरों से भरा पड़ा है। केवल मंदिर ही नहीं, किंतु खुदी हुई मूर्तियों से भरी गुफाएँ भी यहाँ हैं। गंगा-किनारे रहनेवाला मूढ़मति पानी के लिए कुआँ खोदे—यही हमारा हाल है। ईश्वर में निवास करते हुए भी हम बाहर जाकर उसकी मूर्तियाँ बनाने लगते हैं। यद्यपि वह हमारे देह-मंदिर में सदा निवास करता है, तथापि हम उसे मूर्तियों में प्रक्षेपित करते हैं। हमारी बुद्धि मारी गई है और यह बड़ा भारी भ्रम है।

ईश्वररूप में सबकी उपासना करो। सारे आकार उसके मंदिर हैं। बाकी

सबकुछ भ्रम है। हमेशा भीतर की ओर देखो, बाहर की ओर कदापि नहीं। वेदांत-प्रतिपादित ईश्वर यही है और उसकी उपासना भी यही है। स्वभावत: वेदांत में कोई संप्रदाय नहीं, कोई शाखा-प्रशाखा नहीं, कोई जाति-भेद नहीं। यह भारत का राष्ट्रीय धर्म हो भी कैसे?

सैकड़ों जातियाँ! यदि कोई किसी की थाली छू दे तो वह चिल्ला उठता है, "परमात्मा, उबार लो, मैं भ्रष्ट हो गया!" पहली विदेश-यात्रा से लौटकर जब मैं भारत गया तो अनेक सनातनी हिंदुओं ने पाश्चात्यों के साथ मेरे संपर्क और कट्टरता के नियमों को भंग करने को संप्रदाय-विरोधी ठहराकर खूब हो-हल्ला मचाया। पाश्चात्य लोगों को मेरा वैदिक सत्य की शिक्षा देना उन्हें अप्रिय लगा।

सैकड़ों जातियाँ! यदि कोई किसी की थाली छू दे तो वह चिल्ला उठता है, "परमात्मा, उबार लो, मैं भ्रष्ट हो गया!" पहली विदेश-यात्रा से लौटकर जब मैं भारत गया तो अनेक सनातनी हिंदुओं ने पाश्चात्यों के साथ मेरे संपर्क और कट्टरता के नियमों को भंग करने को संप्रदाय-विरोधी ठहराकर खूब हो-हल्ला मचाया।

लेकिन इतने भेद और अंतर रहेंगे कैसे? जब हम आत्मरूप हैं, समान हैं, तब अमीर गरीब को एवं पंडित अज्ञानी को देखकर नाक-भौंह कैसे सिकोड़ पाएगा? यदि समाज की रूपरेखा न बदले तो वेदांत-धर्म के सदृश धर्म प्रभावशाली कैसे हो? विवेकी यथार्थ विचारशील मानवों की संख्या विपुल होने में हजारों साल लगेंगे। मानव को नई बातें सुझाना, उन्हें उच्च विचार प्रदान करना बड़ा ही श्रमसाध्य है। रूढ़ि-विश्वासों का उन्मूलन और भी दुष्कर है—बहुत ही दुष्कर। ये शीघ्र विनष्ट नहीं होते, शिक्षा-दीक्षा के बाद भी विद्धज्जन अँधेरे में काँप उठते हैं, शिशु-अवस्था की कहानियाँ याद आ जाती हैं और वे प्रेत देखने लगते हैं।

वेदांत 'वेद' शब्द से बना है और 'वेद' का अर्थ है—ज्ञान। समस्त ज्ञान वेद है और ईश्वर की भाँति अनंत है। कोई व्यक्ति ज्ञान की कभी सृष्टि

नहीं करता। क्या तुमने कभी ज्ञान का सृजन होते देखा है? ज्ञान का अन्वेषण मात्र होता है और आवृत्त का अनावरण होता है। ज्ञान सदा यहीं है, क्योंकि वह स्वयं ईश्वर है। अतीत, वर्तमान, अनागत इन तीनों का ज्ञान हम सबमें विद्यमान है। हम उसका अनुसंधान मात्र करते हैं और कुछ नहीं। ये सारे ज्ञान स्वयं ईश्वर हैं। वेद संस्कृत भाषा के महान् ग्रंथ हैं। हम अपने देश में वेदपाठी के सम्मुख नतमस्तक होते हैं, भौतिकशास्त्र के विशेषज्ञ की हम कोई चिंता नहीं करते। यह अंधविश्वास ही है। यह बिल्कुल ही वेदांत नहीं। यह कोरा जड़वाद है। ईश्वर के लिए समस्त ज्ञान पवित्र है। ज्ञान ही ईश्वर है। अनंत ज्ञान पूर्ण मात्रा में प्रत्येक जीवधारी में निहित है। तुम वास्तव में अज्ञानी नहीं, भले ही ऐसा दिखाई पड़े। तुममें से प्रत्येक ईश्वरावतार है। तुम सर्वशक्ति-संपन्न, दिव्यस्वरूप के अवतार हो। हो सकता है कि मेरी बातों पर तुम्हें हँसी आए, किंतु वह समय दूर नहीं, जब तुम इसे समझ सकोगे। तुम्हें समझना पड़ेगा। कोई पीछे नहीं रह पाएगा।

इसका लक्ष्य क्या है? जिस वेदांत की चर्चा मैंने की है, वह कोई नया धर्म नहीं। वह स्वयं ईश्वर की ही भाँति प्राचीन है। देश-काल के बंधन उसे बाँध नहीं सकते, वह सर्वत्र है। प्रत्येक को इस सत्य का ज्ञान है। हम सब इसी का रूप निश्चित कर रहे हैं। विश्व मात्र का लक्ष्य वही है। बाह्य प्रकृति पर भी यही नियम लागू है—कण-कण इसी लक्ष्य की ओर धावित है।

इसका लक्ष्य क्या है? जिस वेदांत की चर्चा मैंने की है, वह कोई नया धर्म नहीं। वह स्वयं ईश्वर की ही भाँति प्राचीन है। देश-काल के बंधन उसे बाँध नहीं सकते, वह सर्वत्र है। प्रत्येक को इस सत्य का ज्ञान है। हम सब इसी का रूप निश्चित कर रहे हैं। विश्व मात्र का लक्ष्य वही है। बाह्य प्रकृति पर भी यही नियम लागू है—कण-कण इसी लक्ष्य की ओर धावित है। तुम क्या सोचते हो कि परिशुद्ध अनंत आत्माएँ इस परम सत्य के दर्शन से वंचित हैं? वह सर्वसुलभ है, सभी इसी लक्ष्य पर पहुँच रहे हैं—अंतर्निहित दिव्यता की

ओर। सनकी, हत्यारा, रूढ़िवादी, भीड़, दंड से पीड़ित—सभी इसी लक्ष्य की ओर बढ़ रहे हैं। हमारा काम इतना ही है कि अनजाने जो कुछ हम कर रहे हैं, उसे हम समझकर करें, अधिक अच्छाई के साथ करें।

समग्र अस्तित्व का एकत्व तुममें पहले से ही विद्यमान है। उससे रहित कभी किसी ने जन्म ही नहीं लिया। तुम किसी भी तरह उसे अस्वीकार करो, वह सदा अपने अस्तित्व को सिद्ध करता है। मानवीय अनुराग क्या है? यह न्यूनाधिक रूप में इसी एकत्व का मंडन तो है। मैं-तुम, अपनी स्त्री, संतान, बंधु, बांधवों से अभिन्न हूँ। तुम केवल अनजाने इस अभिन्नता का अनुमोदन कर रहे हो।" कभी किसी ने पति से पति के नाते नहीं, अपितु पति में निवसित आत्मा के हेतु अनुराग दरशाया है। पत्नी पति से अभिन्नता का अनुभव करती है। पति भी पत्नी में निज को ही पाता है; प्रकृत्या वह ऐसा करता है, जान-बूझकर ऐसा कर नहीं पाता। संपूर्ण जगत् एक ही सत्ता है। उसके अतिरिक्त और कुछ हो भी नहीं सकता। विभिन्नताओं के परे हम इसी विराट् विश्व-सत्ता की ओर बढ़ रहे हैं। परिवार से कबीले, कबीलों से कुल, कुलों से राष्ट्र, राष्ट्रों से मानवता—कितनी इच्छाएँ उस एकत्व की ओर अग्रसर हो रही हैं! इस एकत्व की अनुभूति ही संपूर्ण ज्ञान-विज्ञान है।

समग्र अस्तित्व का एकत्व तुममें पहले से ही विद्यमान है। उससे रहित कभी किसी ने जन्म ही नहीं लिया। तुम किसी भी तरह उसे अस्वीकार करो, वह सदा अपने अस्तित्व को सिद्ध करता है। मानवीय अनुराग क्या है? यह न्यूनाधिक रूप में इसी एकत्व का मंडन तो है। मैं-तुम, अपनी स्त्री, संतान, बंधु, बांधवों से अभिन्न हूँ।

एकत्व ही ज्ञान है और अनेकता ही अज्ञान। इस ज्ञान पर तुम सबका जन्मसिद्ध अधिकार है। मुझे तुमको यह सब समझाने की आवश्यकता नहीं। संसार में कभी भी अलग-अलग धर्म नहीं रहे। चाहें या न चाहें, हम सभी मुक्ति के अधिकारी हैं। सब अंत में बंधनमुक्त होकर रहेंगे, क्योंकि मुक्त होना

तुम्हारा स्वभाव है। हम तो मुक्त हैं ही, केवल हम यह जानते भर नहीं और हमें पता नहीं कि हम क्या करते रहे हैं? समस्त धर्मों के विधि-विधानों, आदर्शों का नैतिक मानदंड एक है। एक ही ध्येय का प्रचार हो रहा है कि "सबसे स्वार्थरहित बनो, दूसरों से प्रेम करो।" कोई कहता है, "यहोवा का आदेश है।" मुहम्मद साहब ने घोषणा की, "अल्लाह!" दूसरे चिल्लाए, "मसीहा!" अगर यह यहोवा का आदेश होता तो वह यहोवा से अपरिचितों का आदर्श हुआ कैसे? यदि यह केवल ईसा मसीह का संदेश है तो उन्हें न जाननेवालों को वह कैसे प्राप्त हुआ? अगर केवल विष्णु ही ऐसा कर सके तो उनको न जाननेवाले एक यहूदी का यह जीवन-ध्येय क्यों हुआ? सबसे महत्तर एक अन्य प्रेरणा-स्रोत है। वह है कहाँ? वह है ईश्वर के सनातन मंदिर में। वह है क्षुद्र से लेकर महान् तक की आत्मा में। अनंत निस्स्वार्थता, असीम त्याग और महत् एकता की ओर जानेवाली असीम अनिवार्यता वहाँ ही है।

अपने अज्ञान के कारण देखने में हम विभक्त एवं सीमित से लगते हैं और हम मानो, नगण्य श्रीयुत-श्रीमती ही रह गए हैं। किंतु समूची प्रकृति इस भ्रम को हर क्षण असत्य सिद्ध करती रही है। सबसे विलग मैं एक तुच्छ स्त्री-पुरुष नहीं। मैं एक विराट् सत्ता ही हूँ। आत्मा निज गौरव के सहारे क्षण-प्रतिक्षण जाग्रत् हो रही है एवं अपनी सहजात-दिव्यता का उद्घोष कर रही है।

अपने अज्ञान के कारण देखने में हम विभक्त एवं सीमित से लगते हैं और हम मानो, नगण्य श्रीयुत-श्रीमती ही रह गए हैं। किंतु समूची प्रकृति इस भ्रम को हर क्षण असत्य सिद्ध करती रही है। सबसे विलग मैं एक तुच्छ स्त्री-पुरुष नहीं। मैं एक विराट् सत्ता ही हूँ। आत्मा निज गौरव के सहारे क्षण-प्रतिक्षण जाग्रत् हो रही है एवं अपनी सहजात-दिव्यता का उद्घोष कर रही है।

यह वेदांत सर्वत्र है, केवल तुम्हें उससे अवगत होना है। ये निरर्थक विश्वासपुंज एवं अंधविश्वास-समूह ही हमारी प्रगति में बाधक हैं। अगर

संभव हो तो हम इन्हें दूर फेंकें और यह समझें कि ईश्वर सत्य-आत्मा द्वारा एक उपास्य आत्मा है। अब अधिक भौतिकवादी बनने का प्रयत्न मत करो। भौतिकता को दूर हटाओ! ईश्वर की धारणा यथार्थतः आध्यात्मिक होनी चाहिए। ईश्वर संबंधी अन्य आदर्श, जो न्यूनाधिक रूप में जड़वाद से प्रेरित हैं, अवश्य ही विदा हों। जब मानव अधिकाधिक आध्यात्मिक होगा तो उसे निरर्थक विचारों को दूर फेंकना होगा, उन्हें पीछे छोड़ आना होगा। वस्तुतः प्रत्येक देश में कुछ ऐसे पुरुष हुए हैं, जो भौतिकता के परित्याग के लिए शक्तिमान होकर एवं आत्मा के अमर आलोक में खड़े होकर आत्मा की आत्मा से आराधना करते हैं।

अगर वेदांत, जिसका यह चेतनाशील ज्ञान कि सभी एक आत्मा हैं, चारों ओर फैल जाए तो सारी मानवता आध्यात्मिक हो जाएगी। परंतु क्या यह संभव है ? मैं तो कुछ नहीं कह सकता। हजारों वर्षों में भी यह संभव नहीं हुआ। पुरानी सड़ी-गली धारणाओं को विदा लेनी ही है। अपने अंधविश्वासों को चिरस्थायी बनाने के फेर में ही तुम अभी पड़े हो। उस पर भी परिवार-बंधु, जाति-भाई, राष्ट्र-बंधु आदि के झमेले हैं। वेदांत सिद्धि के मार्ग में ये सब रोड़े हैं। इने-गिनों के लिए ही धर्म धर्म रहा है।

अगर वेदांत, जिसका यह चेतनाशील ज्ञान कि सभी एक आत्मा हैं, चारों ओर फैल जाए तो सारी मानवता आध्यात्मिक हो जाएगी। परंतु क्या यह संभव है ? मैं तो कुछ नहीं कह सकता। हजारों वर्षों में भी यह संभव नहीं हुआ। पुरानी सड़ी-गली धारणाओं को विदा लेनी ही है। अपने अंधविश्वासों को चिरस्थायी बनाने के फेर में ही तुम अभी पड़े हो।

सारे संसार में धर्मक्षेत्र में कार्य करनेवाले व्यक्तियों में बहुतेरे वास्तव में राजनीतिक कार्यकर्ता ही रहे हैं। यही मानव-इतिहास रहा है। किसी से समझौता न करते हुए शायद ही उन्होंने सत्य का अनुशीलन किया हो; ये लोग सदा ही समूह या समाज नामधारी ईश्वर के उपासक रहे हैं। अधिकतर जनसमुदाय के अंधविश्वासों और दुर्बलताओं के समर्थन से ही उनका संबंध

रहा है। प्रकृति पर विजय-प्राप्ति उनका लक्ष्य नहीं, बल्कि अपने को प्रकृति के अनुकूल बनाने में लगे रहना उनका साध्य है और कुछ नहीं। भारत में जाकर किसी नए धर्म का प्रचार करो—वे अपना कान हटा लेंगे। लेकिन यदि तुम बताओ कि यह वेद से उद्धृत है, तब वे कहेंगे, "यह ठीक है।" मैं यहाँ इस मत की शिक्षा दे सकता हूँ; किंतु तुम में से ऐसे कितने हैं, जो इसे ध्यानपूर्वक स्वीकार करेंगे? पर यह पूर्णतया सत्य है और मुझे तुम्हारे लिए इसका प्रतिपादन करना ही है।

इस प्रश्न का एक दूसरा भी पक्ष है। प्रत्येक यही कहता है कि सर्वोच्च एवं पूर्ण सत्य की अनुभूति एकाएक सबके लिए संभव नहीं; क्रम से उपासना, प्रार्थना एवं अन्य प्रचलित धार्मिक विधि-विधानों का सहारा लेकर धीरे-धीरे मानव को यहाँ तक पहुँचाना होगा। मैं कह नहीं सकता कि यह तरीका गलत है या सही! भारत में मैं दोनों मार्गों से कार्य करता हूँ।

कलकत्ता में ईश्वर, बाइबिल, ईसा, बुद्ध आदि के नाम पर बहुत सारे मंदिर एवं प्रतिमाएँ हैं। इन्हें चलने दो। लेकिन हिमालय की ऊँचाइयों पर हमने एक स्थान बनाया है, जहाँ पूर्ण सत्य की अपेक्षा और किसी वस्तु का प्रवेश नहीं हो सकता। तुम्हारे सम्मुख आज के व्याख्यान में बताए गए तत्त्वों का प्रयोग वहाँ देखना चाहता हूँ। आश्रम एक अंग्रेज सज्जन और अंग्रेज महिला के संरक्षण में है। सत्य-साधकों का प्रशिक्षण, शैशव से ही निर्भीक, अंधविश्वास रहित नरश्रेष्ठों का निर्माण आदि मेरा ध्येय है। वे ईसा, बुद्ध, शिव एवं विष्णु आदि के नामों को

कलकत्ता में ईश्वर, बाइबिल, ईसा, बुद्ध आदि के नाम पर बहुत सारे मंदिर एवं प्रतिमाएँ हैं। इन्हें चलने दो। लेकिन हिमालय की ऊँचाइयों पर हमने एक स्थान बनाया है, जहाँ पूर्ण सत्य की अपेक्षा और किसी वस्तु का प्रवेश नहीं हो सकता। तुम्हारे सम्मुख आज के व्याख्यान में बताए गए तत्त्वों का प्रयोग वहाँ देखना चाहता हूँ। आश्रम एक अंग्रेज सज्जन और अंग्रेज महिला के संरक्षण में है।

सुनते नहीं जाएँगे—इनमें से किसी का भी नहीं। आरंभ से ही उन्हें आत्मनिर्भर बनने की शिक्षा दी जाएगी। शैशवावस्था से ही वे सीखेंगे कि ईश्वर आत्मा है, अतः आत्मा और सत्य द्वारा ही उसकी आराधना होनी चाहिए। सबको आत्मा के रूप में देखना होगा; यही आदर्श है। इसकी सफलता का मुझे कोई अनुमान नहीं। आज मैं अपने प्रिय विषय का प्रचार कर रहा हूँ। यदि द्वैत के संपूर्ण रूढ़ि-विश्वासों से दूर ऐसे ही आदर्श के अनुरूप मेरा लालन-पालन भी हुआ होता तो कितना भला होता!

कभी-कभी मैं यह स्वीकार करता हूँ कि द्वैत मार्ग में भी कुछ अच्छाई अवश्य है, जो दुर्बल हैं, उनकी यह सहायता करता है। यदि कोई तुमसे ध्रुव नक्षत्र देखना चाहे तो पहले उसे तुम निकटवर्ती उज्ज्वल नक्षत्र, पीछे क्षीण प्रकाश का नक्षत्र, बाद में धुँधला नक्षत्र और अंत में धुव नक्षत्र दिखाओ। उसके ध्रुव नक्षत्र के परीक्षण में इससे आसानी होगी। समस्त साधनाएँ, दीक्षा विधियाँ, धर्मग्रंथ, ईश्वर आदि धर्म के आरंभिक रूप हैं, धर्म की शिशुशालाएँ मात्र हैं।

कभी-कभी मैं यह स्वीकार करता हूँ कि द्वैत मार्ग में भी कुछ अच्छाई अवश्य है, जो दुर्बल हैं, उनकी यह सहायता करता है। यदि कोई तुमसे ध्रुव नक्षत्र देखना चाहे तो पहले उसे तुम निकटवर्ती उज्ज्वल नक्षत्र, पीछे क्षीण प्रकाश का नक्षत्र, बाद में धुँधला नक्षत्र और अंत में धुव नक्षत्र दिखाओ। उसके ध्रुव नक्षत्र के परीक्षण में इससे आसानी होगी।

तदुपरांत इसके दूसरे पक्ष पर भी मैं सोचता हूँ। यदि संसार इस धीमी चाल, क्रमिक प्रणाली का अनुसरण करता है तो सत्य-साक्षात्कार में इसे कितनी प्रतीक्षा करनी पड़ेगी? कितनी देर होगी? यह कभी किसी सीमा तक सफल हो सकेगा, इसका निश्चय कैसे किया जाए? आज तक तो यह सफल नहीं रहा। आखिरकार क्रम से हो या क्रमरहित, दुर्बल के लिए सरल या जटिल, क्या द्वैत मार्ग असत्य पर आधारित नहीं है? क्या सारे प्रचलित धार्मिक अनुष्ठान, ज्यादातर कमजोरी बढ़ानेवाले, इसीलिए दोषपूर्ण नहीं हैं?

ये गलत सिद्धांत मानवता की भ्रामक धारणा पर आधारित हैं। दो गलतियों से कभी एक सत्य का निर्माण होता है? मिथ्या कभी सत्य सिद्ध होगा? अँधेरा कभी उजाला होगा?

मैं एक दिवंगत व्यक्ति का सेवक हूँ। उनका मैं एक संदेशवाहक मात्र हूँ। मैं प्रयोग करना चाहता हूँ। मैंने अपनी वेदांत-शिक्षा तुमको दी है, उस पर कोई ठोस प्रयोग पहले नहीं हुआ। यद्यपि वेदांत विश्व का प्राचीनतम दर्शन है, फिर भी अंधविश्वास आदि समस्त विकारों को इसमें मिला दिया गया है।

ईसा मसीह के उद्गार थे—"परमपिता और मैं, दोनों अभिन्न हैं," और तुम इसे दुहराते हो, फिर भी मनुष्य के लिए यह सहायक सिद्ध नहीं हुआ। लगभग बीस सदियों तक मानव उस उद्गार का मर्म न जान सके। ईसा मानवों के रक्षक ठहराए गए। वे ईश्वर और हम कीड़े हैं! यही हाल भारत में भी है। हर देश में यही धारणा प्रत्येक संप्रदाय विशेष की रीढ़ है। सैकड़ों-हजारों वर्षों से दुनिया में लाखों-करोड़ों की संख्या में जगदीश्वर, अवतारी पुरुष, उद्धारक, पैगंबर आदि की आराधना व्यक्ति को प्रेरित करती आई है। लोगों को यही सिखाया गया है कि वे असहाय हैं, दुःखी जीव हैं और मुक्ति के लिए किसी व्यक्तिविशेष या व्यक्ति-समूह पर ही उनको आश्रित रहना है। इन विश्वास-भावनाओं में अद्भुत तत्त्व है अवश्य, किंतु वे अपनी चरमावस्था में भी धर्म की शिशुशालाएँ मात्र हैं और उनसे किसी को कोई खास सहायता नहीं मिली। मानव एक प्रकार के सम्मोहन द्वारा अति अधमावस्था को प्राप्त हो गया है। हाँ, इस दशा में भी कुछ ऐसे स्थितप्रज्ञ लोग हैं, जो इस मोहजाल को काट फेंकते हैं। महापुरुषों के आविर्भाव का अनुकूल समय आएगा और उनके सतत प्रयास से धर्म की ये शिशुशालाएँ विनष्ट हो जाएँगी तथा यथार्थ धर्मात्मा से आत्मा की आराधना अधिक सजीव और शक्तिशाली हो सकेगी।

(सैन फ्रांसिस्को में दिया गया व्याख्यान)

□

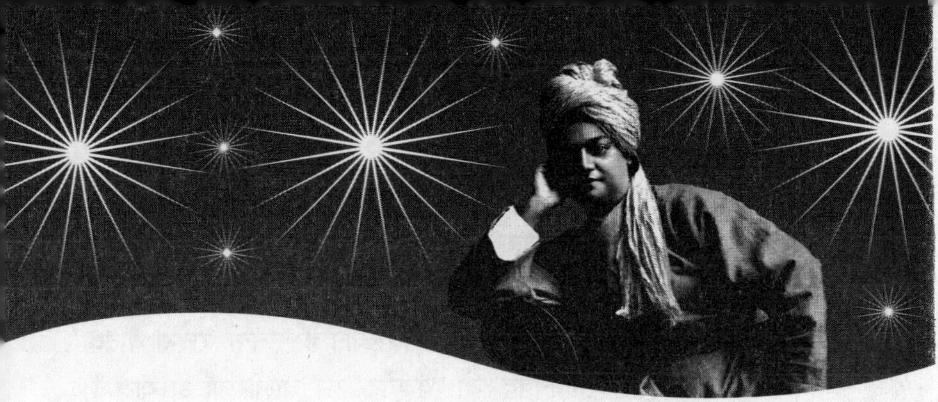

वेदांत दर्शन

भारत में संप्रति जितने दार्शनिक संप्रदाय हैं, वे सभी वेदांत दर्शन के अंतर्गत आते हैं। वेदांत की कई प्रकार की व्याख्याएँ हुई हैं और मेरे विचार से वे सभी प्रगतिशील रही हैं। प्रारंभ में व्याख्याएँ द्वैतवादी हुईं, अंत में अद्वैतवादी। वेदांत का शाब्दिक अर्थ है—'वेद का अंत'। वेद हिंदुओं के आदि धर्मग्रंथ हैं। वेद दो अंशों में विभक्त है—कर्मकांड तथा ज्ञानकांड। कर्मकांड के अंतर्गत ब्राह्मणों के प्रख्यात मंत्र तथा अनुष्ठान आते हैं। जिन ग्रंथों में अनुष्ठानादि से भिन्न आध्यात्मिक विषयों के विवरण हैं, उन्हें 'उपनिषद्' कहते हैं। उपनिषद् ज्ञानकांड के अंतर्गत हैं। सभी उपनिषदों की रचना वेदों से पृथक् हुई हो, ऐसा नहीं है। कुछ उपनिषद् तो ब्राह्मणों के अंतर्गत हैं। कम-से-कम एक उपनिषद् तो संहिता भाग या ऋचाओं के ही अंतर्गत हैं। कभी-कभी उपनिषद् शब्द उन ग्रंथों के लिए भी प्रयुक्त होता है, जो वेद के अंतर्गत नहीं हैं, जैसे 'गीता'। किंतु साधारणत: उपनिषद् शब्द का प्रयोग वेदों के मध्य विकीर्ण दार्शनिक प्रकरणों के लिए ही होता है। इन दार्शनिक प्रकरणों का संकलन हुआ है और उसे 'वेदांत' कहते हैं।

कभी-कभी पाश्चात्य देशों में 'वेद' को केवल ऋचाएँ और कर्मकांड ही समझा जाता है, किंतु अब इनको अधिक महत्त्व नहीं दिया जाता और भारत में साधारणत: वेद शब्द से वेदांत ही समझा जाता है। यहाँ के टीकाकार जब धर्मग्रंथों से कुछ उद्धृत करना चाहते हैं तो साधारणत: वे वेदांत से ही उद्धृत करते हैं। ये लोग वेदांत को श्रुति ('श्रुति' का अर्थ है, जो सुना हुआ

है। श्रुति के अंतर्गत समस्त वैदिक साहित्य आ जाता है, फिर भी टीकाकार श्रुति शब्द का मुख्यत: उपनिषदों के लिए ही प्रयोग करते हैं) कहते हैं। ऐसी बात नहीं है कि जो ग्रंथ वेदांत के नाम से विख्यात हैं, उनकी रचना वैदिक कर्मकांड के बाद हुई। ईशोपनिषद्, जो 'यजुर्वेद' का चालीसवाँ अध्याय है, वेदों के प्राचीनतम अंशों में एक है। ऐसे भी उपनिषद् हैं, जो ब्राह्मणों के अंश हैं। अन्य उपनिषद् (उपनिषदों की संख्या 108 मानी जाती है। निश्चित रूप से इनका समय-निर्धारण नहीं किया जा सकता, किंतु यह तो निश्चित है कि वे बौद्धमत से प्राचीन हैं। यह ठीक है कि कुछ गौण उपनिषदों में ऐसे निर्देश हैं, जिनसे उनके अर्वाचीन होने का संकेत मिलता है; किंतु इससे यह नहीं सिद्ध होता कि वे उपनिषद् अर्वाचीन हैं। संस्कृत साहित्य के प्राचीन मूल ग्रंथों को संप्रदायवादी अपने-अपने मतों की उत्कृष्टता स्थापित करने के लिए परिवर्तित करते रहे हैं) न तो ब्राह्मणों के, न वेद के अन्य भागों के ही अंतर्गत हैं, किंतु इससे यह नहीं समझना चाहिए कि वे वेद के अन्य भागों से पूर्णत: स्वतंत्र हैं। यह तो हम जानते हैं कि वेद के अनेक भाग सर्वथा अप्राप्य हैं तथा अनेक ब्राह्मण भी नष्ट हो चुके हैं। अत: यह संभव है कि जो उपनिषद् अब स्वतंत्र ग्रंथ जैसे प्रतीत होते हैं, वे ब्राह्मणों के अंतर्गत रहे हों। ऐसे ब्राह्मण-ग्रंथ लुप्त हो गए हैं, मात्र उपनिषद् अवशिष्ट हैं। उन उपनिषदों को 'आरण्यक' भी कहते हैं।

उपनिषदों की संख्या 108 मानी जाती है। निश्चित रूप से इनका समय-निर्धारण नहीं किया जा सकता, किंतु यह तो निश्चित है कि वे बौद्धमत से प्राचीन हैं। यह ठीक है कि कुछ गौण उपनिषदों में ऐसे निर्देश हैं, जिनसे उनके अर्वाचीन होने का संकेत मिलता है; किंतु इससे यह नहीं सिद्ध होता कि वे उपनिषद् अर्वाचीन हैं।

व्यावहारिक रूप से वेदांत ही हिंदुओं का धर्मग्रंथ है। जितने भी आस्तिक दर्शन हैं, सभी इसी को अपना आधार मानते हैं। यदि उनके उद्देश्य के अनुकूल होता है तो बौद्ध तथा जैन भी वेदांत को प्रमाण मानकर उससे

एक उद्धरण प्रस्तुत करते हैं। यद्यपि भारत के सभी आस्तिक दर्शन वेदों पर आधारित हैं, फिर भी उनके नाम भिन्न-भिन्न हैं। अंतिम दर्शन, जो व्यास का है, पूर्ण प्रतिपादित दर्शनों की अपेक्षा वैदिक विचारों पर अधिक आधारित हैं। इसमें सांख्य और न्याय जैसे प्राचीन दर्शनों का वेदांत के साथ यथासंभव सामंजस्य स्थापित करने का प्रयत्न किया गया है, इसलिए इसे विशेष रूप से वेदांत कहा जाता है। आधुनिक भारतीयों के अनुसार व्यास-सूत्र ही वेदांत दर्शन का आधार माना जाता है। विभिन्न भाष्यकारों ने व्यास के सूत्रों की व्याख्या विभिन्न प्रकार से की है। सामान्यत: अभी भारत में तीन प्रकार के व्याख्याकार हैं। (व्याख्याएँ कई प्रकार की होती हैं—भाष्य, टीका, टिप्पणी, चूर्णिका आदि। भाष्य को छोड़कर अन्य सबमें मूल ग्रंथ या उसके कठिन शब्दों की व्याख्या की जाती है। भाष्य सही अर्थ में व्याख्या नहीं है। इसमें मूल ग्रंथ के आधार पर एक विचार-पद्धति का स्पष्टीकरण किया जाता है। भाष्य का उद्देश्य शब्दों की व्याख्या नहीं, वरन् किसी विचार पद्धति का प्रतिपादन करना होता है। भाष्यकार मूल ग्रंथों को प्रमाण मानकर अपनी विचार-पद्धति को स्पष्ट करता है।)

अंतिम दर्शन, जो व्यास का है, पूर्ण प्रतिपादित दर्शनों की अपेक्षा वैदिक विचारों पर अधिक आधारित हैं। इसमें सांख्य और न्याय जैसे प्राचीन दर्शनों का वेदांत के साथ यथासंभव सामंजस्य स्थापित करने का प्रयत्न किया गया है, इसलिए इसे विशेष रूप से वेदांत कहा जाता है। आधुनिक भारतीयों के अनुसार व्यास-सूत्र ही वेदांत दर्शन का आधार माना जाता है।

वेदांत की अनेक व्याख्याएँ हुई हैं। इसके विचारों की अंतिम अभिव्यक्ति व्यास के दार्शनिक सूत्रों में हुई है। वेदांत मत का प्रामाणिक ग्रंथ 'उत्तरमीमांसा' है। 'उत्तरमीमांसा' हिंदू धर्मशास्त्र का सबसे अधिक प्रामाणिक ग्रंथ है। कट्टर विरोधी धर्म-संप्रदायों ने भी विवश होकर व्यास की उक्तियों को अपनी विचार-पद्धति के साथ मिलाने का प्रयत्न किया है। अति प्राचीन काल में ही वेदांत

के व्याख्याकार तीन प्रसिद्ध हिंदू संप्रदायों में विभक्त हो गए। इन संप्रदायों के नाम द्वैत, विशिष्टाद्वैत तथा अद्वैत हैं। अति प्राचीन व्याख्याएँ तो शायद लुप्त हो गई हैं, किंतु अर्वाचीन काल में बौद्ध धर्म के उत्थान के बाद शंकर, रामानुज तथा माधवाचार्य ने उनका पुनरुद्धार किया है। शंकर ने 'अद्वैत' को, रामानुज ने 'विशिष्टाद्वैत' को तथा माधवाचार्य ने 'द्वैत' को पुनः संस्थापित किया है। भारतीय संप्रदायों के पारंपरिक भेद का कारण उनकी विचार-पद्धति है। कर्मानुष्ठान के बारे में उनमें कम भेद है, क्योंकि उनके धर्मशास्त्र का आधार एक ही है।

उनकी व्याख्याओं से तीन दार्शनिक-पद्धतियों एवं संप्रदायों की उत्पत्ति हुई है—द्वैत, विशिष्टाद्वैत तथा अद्वैत। अधिकांश भारतीय द्वैत एवं विशिष्टाद्वैत के अनुयायी हैं। अद्वैतवादियों की संख्या अपेक्षाकृत कम है। मैं इन तीन संप्रदायों की विचार-पद्धतियों की चर्चा तुम्हारे सम्मुख करना चाहता हूँ। इसके पहले कि मैं ऐसा करूँ, मैं तुमको यह बतला देना चाहता हूँ कि इन तीनों वेदांत दर्शनों की मनोवैज्ञानिक-पद्धति सांख्य की मनोवैज्ञानिक-पद्धति के समान ही है। सांख्य दर्शन का मनोविज्ञान न्याय एवं वैशेषिक दर्शनों के मनोविज्ञानों के सदृश है। इनके मनोविज्ञानों में केवल गौण विषयों में भेद पाया जाता है।

द्वैत, विशिष्टाद्वैत तथा अद्वैत। अधिकांश भारतीय द्वैत एवं विशिष्टाद्वैत के अनुयायी हैं। अद्वैतवादियों की संख्या अपेक्षाकृत कम है। मैं इन तीन संप्रदायों की विचार-पद्धतियों की चर्चा तुम्हारे सम्मुख करना चाहता हूँ। इसके पहले कि मैं ऐसा करूँ, मैं तुमको यह बतला देना चाहता हूँ कि इन तीनों वेदांत दर्शनों की मनोवैज्ञानिक-पद्धति सांख्य की मनोवैज्ञानिक-पद्धति के समान ही है।

सभी वेदांती तीन बातों में एकमत हैं। ये सभी ईश्वर को, वेदों के श्रुत रूप को तथा सृष्टि-चक्र को मानते हैं। वेदों की चर्चा तो हम कर चुके हैं। सृष्टि-संबंधी मत इस प्रकार है—

'समस्त विश्व का जड़ पदार्थ आकाश नामक मूल–जड़–सत्ता से उद्‌भूत हुआ है। गुरुत्वाकर्षण, आकर्षण या विकर्षण, जीवन आदि जितनी शक्तियाँ हैं, वे सभी आदि शक्ति प्राण से उद्‌भूत हुई हैं। आकाश पर प्राण का प्रभाव पड़ने से विश्व का सर्जन या प्रक्षेपण होता है। सृष्टि के प्रारंभ में आकाश स्थिर तथा अव्यक्त रहता है। बाद में प्राण ज्यों–ज्यों अधिकाधिक क्रियाशील होता है, त्यों–त्यों अधिकाधिक स्थूल पदार्थ उत्पन्न होते हैं, यथा—पेड़, पौधे, पशु, मनुष्य, नक्षत्र आदि। कालांतर में सृष्टि की प्रगति समाप्त हो जाती है और प्रलय प्रारंभ होता है। सभी पदार्थ सूक्ष्मातिसूक्ष्म रूपों को प्राप्त करते हुए मूलभत आकाश एवं प्राण में परिवर्तित हो जाते हैं। तब नया सृष्टि–चक्र प्रारंभ होता है। आकाश एवं प्राण के परे भी एक सत्ता है, जिसे 'महत्' कहते हैं। महत् आकाश एवं प्राण का निर्माण नहीं करता, स्वयं उनका रूप धारण कर लेता है।'

'समस्त विश्व का जड़ पदार्थ आकाश नामक मूल–जड़–सत्ता से उद्‌भूत हुआ है। गुरुत्वाकर्षण, आकर्षण या विकर्षण, जीवन आदि जितनी शक्तियाँ हैं, वे सभी आदि शक्ति प्राण से उद्‌भूत हुई हैं। आकाश पर प्राण का प्रभाव पड़ने से विश्व का सर्जन या प्रक्षेपण होता है। सृष्टि के प्रारंभ में आकाश स्थिर तथा अव्यक्त रहता है।

अब मैं मन, आत्मा तथा ईश्वर के संबंध में चर्चा करूँगा। सर्वमान्य सांख्य दर्शन के अनुसार, चाक्षुष प्रत्यक्ष के लिए चक्षु जैसे उपकरणों की आवश्यकता होती है। इन उपकरणों के पीछे चाक्षुष स्नायु–तंतु तथा उनके स्नायु–केंद्र दर्शनेंद्रिय हैं। ये बाह्य उपकरण नहीं हैं, फिर भी इनके बिना आँखें देख नहीं सकतीं। प्रत्यक्ष के लिए अन्य उपकरण की भी आवश्यकता होती है। इंद्रिय के साथ मन का संयोग भी आवश्यक है। फिर वृद्धि से भी संवेदना का संयोग आवश्यक है, क्योंकि मन की वह शक्ति, जिससे रूप निर्धारण करनेवाली प्रतिक्रिया उत्पन्न होती है, बुद्धि की है। बुद्धि के कारण जब प्रतिक्रिया उत्पन्न होती है, तब साथ–ही–साथ बाह्य जगत्

तथा अहंकार प्रतिभासित हो उठते हैं और तब इच्छा उत्पन्न होती है। मन के स्वरूप का वर्णन यहीं पूरा नहीं होता। जैसे प्रकाश के आनुक्रमिक संवेगों से रचित चित्र को संपूर्ण बनाने के लिए उसका किसी स्थिर आधार पर संघटित होना आवश्यक है, उसी प्रकार मन के लिए यह आवश्यक है कि उसके सभी प्रत्यय सम्मिलित हों और शरीर एवं मन से अपेक्षाकृत अधिक स्थिर सत्ता पर उनका प्रक्षेपण हो। ऐसी स्थिर सत्ता को पुरुष या आत्मा कहते हैं।

सांख्य दर्शन के अनुसार, मन की प्रतिक्रियात्मक शक्ति, जिसे बुद्धि की संज्ञा दी जाती है, महत् से उद्भूत होती है। ऐसा कहा जा सकता है कि बुद्धि महत् का परवर्तित रूप है या उसकी अभिव्यक्ति है। महत् स्पंदनशील बुद्धि में परिवर्तित होता है। बुद्धि का एक अंश इंद्रियों में तथा दूसरा अंश तन्मात्राओं में परिवर्तित होता है। इन सबके संयोग से विश्व का निर्माण होता है।

सांख्य दर्शन के अनुसार, मन की प्रतिक्रियात्मक शक्ति, जिसे बुद्धि की संज्ञा दी जाती है, महत् से उद्भूत होती है। ऐसा कहा जा सकता है कि बुद्धि महत् का परवर्तित रूप है या उसकी अभिव्यक्ति है। महत् स्पंदनशील बुद्धि में परिवर्तित होता है। बुद्धि का एक अंश इंद्रियों में तथा दूसरा अंश तन्मात्राओं में परिवर्तित होता है। इन सबके संयोग से विश्व का निर्माण होता है।

सांख्य के अनुसार, महत् के परे भी सत् की एक अवस्था है, जिसे अव्यक्त कहते हैं। इस अवस्था में मन का अस्तित्व नहीं रहता, केवल इसके कारण विद्यमान रहते हैं। सत् की इस अवस्था को प्रकृति भी कहते हैं। प्रकृति से पुरुष सतत भिन्न होता है। सांख्य के अनुसार, पुरुष ही आत्मा है, जो निर्गुण तथा सर्वव्यापी होता है। पुरुष कर्ता नहीं, द्रष्टा मात्र है। पुरुष का स्वरूप समझाने के लिए स्फटिक का उदाहरण दिया जाता है। स्फटिक स्वयं बिना रंग का होता है, किंतु वह सहजता अन्य रंग में रँगकर अलग दिखता है।

वेदांती सांख्य के आत्म एवं जगत् संबंधी मतों को नहीं मानते। सांख्य

के अनुसार, पुरुष एवं प्रकृति के बीच बड़ा पार्थक्य है। इस पार्थक्य को दूर करना आवश्यक है। सांख्य इसे दूर करना चाहता है, पर सफल नहीं होता। जब पुरुष वास्तव में रंगीन है तो उस पर प्रकृति का रंग कैसे चढ़ सकता है; इसलिए वेदांती मौलिक स्तर पर ही यह मानते हैं कि पुरुष और प्रकृति अभिन्न हैं। द्वैतवादी भी यह स्वीकार करते हैं कि आत्मा या ईश्वर संसार का केवल निमित्त कारण ही नहीं, उपादान कारण भी है। किंतु यथार्थ में वे ऐसा केवल कहते हैं। उनके कहने का अभिप्राय दूसरा होता है, क्योंकि उनके विचारों से जो सही परिणाम निकलते हैं, उनको वे स्वीकार नहीं करना चाहते। वे कहते हैं कि विश्व में तीन प्रकार की सत्ताएँ हैं—'ईश्वर, आत्मा और प्रकृति'। प्रकृति और आत्मा मानो, ईश्वर का शरीर है। इस कारण यह कहा जा सकता है कि ईश्वर और प्रकृति अभिन्न हैं, किंतु पारमार्थिक दृष्टि से तो प्रकृति और आत्माओं में भिन्नता रह ही जाती है। सृष्टि-चक्र के प्रारंभ होने पर वे व्यक्त रूप धारण करती हैं और जब सृष्टि-चक्र का अंत होता है तो वे सूक्ष्म रूप धारण कर लेती हैं और सूक्ष्मावस्था में ही रहती हैं। अद्वैत वेदांती आत्मा की इस व्याख्या को नहीं मानते और उनके मत का समर्थन तो प्राय: सभी उपनिषदों में पाया जाता है। उपनिषदों के आधार पर ही वे अपने दर्शन का प्रतिपादन करते हैं। सभी उपनिषदों का विषय एक है, उद्देश्य एक है—निम्नलिखित विचार को स्थापित करना—

द्वैतवादी भी यह स्वीकार करते हैं कि आत्मा या ईश्वर संसार का केवल निमित्त कारण ही नहीं, उपादान कारण भी है। किंतु यथार्थ में वे ऐसा केवल कहते हैं। उनके कहने का अभिप्राय दूसरा होता है, क्योंकि उनके विचारों से जो सही परिणाम निकलते हैं, उनको वे स्वीकार नहीं करना चाहते। वे कहते हैं कि विश्व में तीन प्रकार की सत्ताएँ हैं—'ईश्वर, आत्मा और प्रकृति'।

मिट्टी के एक टुकड़े के बारे में ज्ञान प्राप्त कर लेने से हम संसार की सभी मिट्टी के बारे में ज्ञान प्राप्त कर लेते हैं। इसी प्रकार अवश्य ऐसा कोई तत्त्व

है, जिसको जान लेने से हम संसार की सभी वस्तुओं का ज्ञान प्राप्त कर सकते हैं। वह तत्त्व क्या है? अद्वैतवादी समस्त विश्व को एक सामान्य रूप देना चाहते हैं, विश्व के एकमात्र तत्त्व को बतलाना चाहते हैं। उनका मूल सिद्धांत यह है कि सारा विश्व एक है और एक ही सत् अनेक रूपों में प्रतिभासित होता है। उनके अनुसार, सांख्य की प्रकृति का अस्तित्व तो है, परंतु प्रकृति ईश्वर से अभिन्न है। विश्व, मनुष्य, जीवात्मा तथा जितनी भी अन्य सत्ताएँ हैं, सभी सत् के ही भिन्न-भिन्न रूप हैं। मन तथा महत् उसी सत् के व्यक्त रूप हैं। इस मत के विरोध में कहा जा सकता है कि यह तो सर्वेश्वरवाद है। यह भी प्रश्न उठ सकता है कि अपरिवर्तनशील सत् (वेदांती सत् को ऐसा ही मानते हैं, क्योंकि जो निरपेक्ष है, वह अपरिवर्तनशील है) परिवर्तनशील तथा नाशवान में कैसे परिवर्तित हो सकता है? इस समस्या के समाधान में (अद्वैत) वेदांती निवर्तवाद के सिद्धांत को प्रस्तुत करते हैं। सांख्य मतानुयायियों तथा द्वैतवादियों के अनुसार, समस्त विश्व प्रकृति से उद्भूत हुआ है। कुछ अद्वैतवादियों तथा कुछ द्वैतवादियों के अनुसार, सारा विश्व ईश्वर से उत्पन्न हुआ है। किंतु शंकराचार्य के अनुयायियों के अनुसार (सही अर्थ में ये ही अद्वैतवादी हैं) समस्त विश्व ब्रह्म का प्रातिभासिक रूप है। ब्रह्म विश्व का वास्तविक नहीं, केवल आभासी उपादान कारण है, इस संबंध में रज्जु और सर्प का प्रसिद्ध उदाहरण दिया जाता है। रज्जु सर्प जैसी आभासित होती है, वह वास्तव में सर्प नहीं है। उसका सर्प में परिवर्तन नहीं होता। इसी तरह सारा

अद्वैतवादी समस्त विश्व को एक सामान्य रूप देना चाहते हैं, विश्व के एकमात्र तत्त्व को बतलाना चाहते हैं। उनका मूल सिद्धांत यह है कि सारा विश्व एक है और एक ही सत् अनेक रूपों में प्रतिभासित होता है। उनके अनुसार, सांख्य की प्रकृति का अस्तित्व तो है, परंतु प्रकृति ईश्वर से अभिन्न है। विश्व, मनुष्य, जीवात्मा तथा जितनी भी अन्य सत्ताएँ हैं, सभी सत् के ही भिन्न-भिन्न रूप हैं।

विश्व वास्तव में सत् है। सत् का परिवर्तन नहीं होता। हम इसमें जितने भी परिवर्तन पाते हैं, सभी आभास मात्र हैं। ये परिवर्तन देश, काल तथा निमित्त के कारण होते हैं। मनोवैज्ञानिक सिद्धांत की दृष्टि से नाम और रूप द्वारा ही एक वस्तु का दूसरी वस्तु से भेद किया जाता है। अतः नाम और रूप ही उन वस्तुओं के भेद के कारण हैं। वास्तव में दोनों वस्तुएँ एक हैं। (अद्वैत) वेदांतियों के अनुसार, सत् और जगत् परस्पर भिन्न सत्ताएँ नहीं हैं। रज्जु का सर्प जैसा दिखना भ्रमात्मक है। भ्रम के समाप्त होने पर सर्प का दिखना भी समाप्त हो जाता है। अज्ञानवश व्यक्ति जगत् को देखता है, ब्रह्म को नहीं। जब उसे ब्रह्म का ज्ञान होता है, तब उसके लिए जगत् नहीं होता। अज्ञान, जिसे माया कहते हैं, जगत् का कारण है, क्योंकि इसी के कारण निरपेक्ष अपरिवर्तनशील सत् व्यक्त जगत् के रूप में प्रतिभासित होता है।

माया शून्य या सतत नहीं है। यह सत् भी नहीं है, क्योंकि निरपेक्ष अपरिवर्तनशील तत्त्व ही एकमात्र सत् है। पारमार्थिक दृष्टि से तो माया को असत् कहा जाना चाहिए, किंतु इसे असत् भी नहीं कहा जा सकता, क्योंकि तब तो इसके कारण जगत् का प्रतिभासित होना भी संभव नहीं हो सकता। अतः यह न तो सत् है, न असत्। वेदांत में इसे अनिर्वचनीय कहते हैं। यही जगत् का यथार्थ कारण है। ब्रह्म उपादान कारण है और माया नाम-रूप का कारण है। ब्रह्म अनेक रूपों में परिवर्तित जैसा प्रतिभासित होता है। इस प्रकार अद्वैतियों के लिए जीवात्मा का स्वतंत्र अस्तित्व नहीं है। उनके अनुसार, माया ही जीवात्मा के अस्तित्व का कारण है। पारमार्थिक दृष्टि से उसका

मनोवैज्ञानिक सिद्धांत की दृष्टि से नाम और रूप द्वारा ही एक वस्तु का दूसरी वस्तु से भेद किया जाता है। अतः नाम और रूप ही उन वस्तुओं के भेद के कारण हैं। वास्तव में दोनों वस्तुएँ एक हैं। (अद्वैत) वेदांतियों के अनुसार, सत् और जगत् परस्पर भिन्न सत्ताएँ नहीं हैं। रज्जु का सर्प जैसा दिखना भ्रमात्मक है। भ्रम के समाप्त होने पर सर्प का दिखना भी समाप्त हो जाता है।

अपना कोई अस्तित्व नहीं है। इस प्रकार सत्ता यदि केवल एक है तो यह कैसे संभव हो सकता है कि मैं एक पृथक् सत्ता हूँ और तुम एक पृथक् सत्ता? यथार्थ में हम सभी लोग एक हैं। हमारी द्वैत दृष्टि ही सभी अनिष्ट का कारण है। तभी मैं यह समझता हूँ कि मैं संसार से पृथक् हूँ, तभी पहले भय उत्पन्न होता है और तब दुःख का अनुभव होता है। जहाँ व्यक्ति दूसरे से सुनता है, दूसरे को देखता नहीं, वह अल्प है। जहाँ व्यक्ति दूसरे को देखता नहीं, दूसरे को सुनता नहीं, वह भूमा है; वह ब्रह्म है। भूमा में परम सुख है, अल्प में नहीं।

अद्वैत दर्शन के अनुसार, परम तत्त्व के विघटन से सांसारिक नाम-रूपों के प्रतिभासित होने के कारण मनुष्य का परमार्थिक स्वरूप छिप जाता है, पर उसमें वास्तविक परिवर्तन कदापि नहीं होता। निम्न-से-निम्न कीट में तथा उच्च-से-उच्च मनुष्य में एक ही आध्यात्मिक तत्त्व विद्यमान है। कीट, निम्न कोटि का इसलिए है, क्योंकि उसके देवत्व पर मायाजनित अध्यास (एक वस्तु में दूसरी वस्तु का ज्ञान अध्यास कहलाता है) अधिक रहता है। जिस पदार्थ में इस तरह का अध्यास सबसे कम रहता है, वह सबसे ऊँची कोटि का होता है। सभी वस्तुओं के पीछे उसी देवत्व का अस्तित्व है और इसी से नैतिकता का आधार प्रस्तुत होता है। दूसरों को कष्ट नहीं देना चाहिए। प्रत्येक व्यक्ति को अभिन्न समझकर उसके साथ प्रेम करना चाहिए, क्योंकि समस्त विश्व मौलिक स्तर पर एक है। दूसरे को कष्ट देना अपने आपको कष्ट देना है।

अद्वैत दर्शन के अनुसार, परम तत्त्व के विघटन से सांसारिक नाम-रूपों के प्रतिभासित होने के कारण मनुष्य का परमार्थिक स्वरूप छिप जाता है, पर उसमें वास्तविक परिवर्तन कदापि नहीं होता। निम्न-से-निम्न कीट में तथा उच्च-से-उच्च मनुष्य में एक ही आध्यात्मिक तत्त्व विद्यमान है। कीट, निम्न कोटि का इसलिए है, क्योंकि उसके देवत्व पर मायाजनित अध्यास (एक वस्तु में दूसरी वस्तु का ज्ञान अध्यास कहलाता है) अधिक रहता है।

दूसरे के साथ प्रेम करना अपने आपसे प्रेम करना है। इसी से अद्वैत नैतिकता का वह सिद्धांत उद्भूत होता है, जिसका समाहार एक आत्मोसर्ग शब्द में किया गया है।

अद्वैतवादियों के अनुसार, जीवात्मा ही दुःखों का कारण है। व्यक्ति-सीमित जीवात्मा के कारण मैं अपने को अन्य वस्तुओं से भिन्न समझता हूँ। अतः यही घृणा, ईर्ष्या, दुःख, संघर्ष आदि अनिष्टों का कारण है। इसके परिहार आवश्यक हैं। निम्न-से-निम्न सत्ताओं के लिए भी हमें अपने जीवन का उत्सर्ग करने को तत्पर करना चाहिए। मनुष्य जब एक लघु कीट के लिए अपने जीवन तक का उत्सर्ग करने को तत्पर हो जाता है तो वह पूर्णत्व को प्राप्त कर लेता है। अद्वैतवादियों के अनुसार, पूर्णत्व ही जीवन का अभीष्ट है। मनुष्य जब उत्सर्ग के योग्य हो जाता है तो उसके अज्ञान का आवरण दूर हो जाता है और वह अपने को पहचान लेता है। जीवन काल में ही उसे यह अनुभव हो जाता है कि उसमें और संसार में कोई अंतर नहीं है। कुछ समय के लिए तो ऐसे व्यक्ति के लिए जगत् का नाश हो जाता है और वह समझ लेता है कि उसका वास्तविक स्वरूप क्या है। किंतु जब तक उसके वर्तमान शरीर का कर्म अवशिष्ट रहता है, तब तक उसे जीवन धारण करते रहना पड़ता है। ऐसी स्थिति में अविद्या का आवरण तो नष्ट हो चुका रहता है, पर शरीर को कुछ अवधि के लिए रहना पड़ता है। इसे वेदांती जीवन-मुक्ति कहते हैं।

अद्वैतवादियों के अनुसार, जीवात्मा ही दुःखों का कारण है। व्यक्ति-सीमित जीवात्मा के कारण मैं अपने को अन्य वस्तुओं से भिन्न समझता हूँ। अतः यही घृणा, ईर्ष्या, दुःख, संघर्ष आदि अनिष्टों का कारण है। इसके परिहार आवश्यक हैं। निम्न-से-निम्न सत्ताओं के लिए भी हमें अपने जीवन का उत्सर्ग करने को तत्पर करना चाहिए। मनुष्य जब एक लघु कीट के लिए अपने जीवन तक का उत्सर्ग करने को तत्पर हो जाता है तो वह पूर्णत्व को प्राप्त कर लेता है।

मनुष्य मरीचिका को देखकर कुछ समय के लिए भ्रम में अवश्य पड़ जाता है, किंतु एक दिन मरीचिका विलीन हो जाती है। बाद में मरीचिका के सम्मुख आने पर भी मनुष्य भ्रम में नहीं पड़ता। मरीचिका जब पहली बार घटित होती है तो मनुष्य सत्य और मिथ्या में भेद नहीं कर सकता। किंतु जब वह एक बार नष्ट हो जाती है, तब नेत्रादि इंद्रियों के वर्तमान रहने के कारण मनुष्य उसे देखता तो है, पर उसके कारण भ्रम में नहीं पड़ता। अब तो उसे मरीचिका तथा वास्तविक जगत् के भेद का ज्ञान प्राप्त रहता है, इसीलिए वह मरीचिका के कारण भ्रम में नहीं पड़ता। इस प्रकार अद्वैत वेदांतियों के अनुसार, व्यक्ति जब अपने आपका यथार्थ ज्ञान प्राप्त कर लेता है तो उसके लिए संसार का मानो लोप हो जाता है। संसार का फिर से प्रत्यक्ष तो होता है, किंतु अब वह दुःखमय नहीं रह जाता। जो संसार पहले दुःखमय कारागार था, अब वह सच्चिदानंद हो जाता है। अद्वैत के अनुसार, सच्चिदानंद की अवस्था को प्राप्त करना ही जीवन का अभीष्ट है। *(24 मार्च, 1896 को हॉर्वर्ड विश्वविद्यालय, मैसाचुसेट्स, संयुक्त राज्य अमेरिका की स्नातक दर्शन परिषद् में दिया गया व्याख्यान)*

□

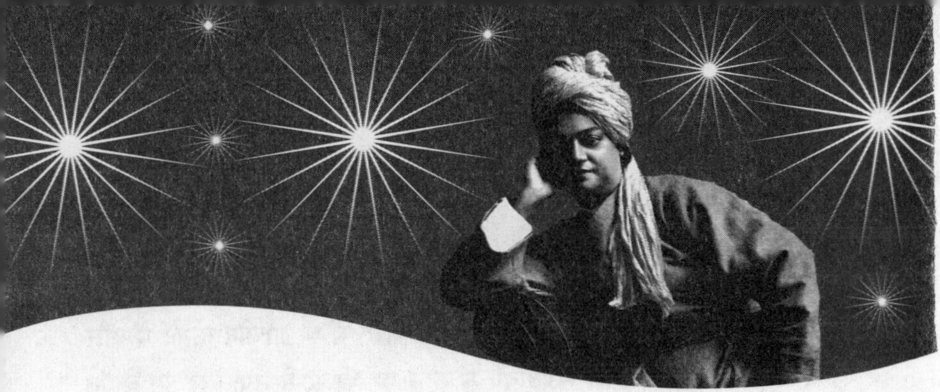

सर्वांग वेदांत

बहुत दूर, जहाँ न तो लिपिबद्ध इतिहास और न परंपराओं का मंद प्रकाश ही प्रवेश कर पाता है। अनंत काल से वह स्थिर उजाला हो रहा है, जो बाह्य परिस्थितिवश कभी तो कुछ धीमा पड़ जाता है और कभी अत्यंत उज्ज्वल, किंतु वह सदा शाश्वत और स्थिर रहकर अपना पवित्र प्रकाश केवल भारत में ही नहीं, बल्कि संपूर्ण विचार-जगत् में अपनी मौन अनुभाव्य (किसी भाव के उत्पन्न होने के बाद उत्पन्न होनेवाला भाव), शांत फिर भी सर्वसक्षम प्रकाश से उसी प्रकार भरता रहा है, जिस प्रकार प्रातःकाल के शिशिर कण लोगों की दृष्टि बचाकर चुपचाप गुलाब की सुंदर कलियों को खिला देते हैं। यह प्रकाश उपनिषदों के तत्त्वों का, वेदांत दर्शन का रहा है। कोई नहीं जानता कि इसका पहले-पहले भारतभूमि में कब उद्भव हुआ। इसका निर्णय अनुमान के बल से कभी नहीं हो सका। विशेषतः इस विषय के पश्चिमी लेखकों के अनुमान एक-दूसरे के इतने विरोधी हैं कि उनकी सहायता से इन उपनिषदों के समय का निश्चय नहीं किया जा सकता। हम हिंदू आध्यात्मिक दृष्टि से उनकी उत्पत्ति नहीं स्वीकार करते। मैं बिना किसी संकोच के कहता हूँ कि यह वेदांत, उपनिषद्-प्रतिपाद्य दर्शन आध्यात्मिक राज्य का प्रथम और अंतिम विचार है, जो मनुष्य को अनुग्रह के रूप में प्राप्त हुआ है।

इस वेदांतरूपी महासमुद्र से ज्ञान की प्रकाश-तरंगें उठ-उठकर समय-समय पर पश्चिम और पूर्व की ओर फैलती रही हैं। पुराकाल में वे पश्चिम में प्रवाहित हुईं और एथेंस, सिकंदरिया और यूनानवालों के विचारों को बल

प्रदान किया। इसमें कोई संदेह नहीं कि प्राचीन यूनानवालों पर सांख्य दर्शन की विशेष छाप पड़ी थी और सांख्य तथा भारत के अन्यान्य सब दार्शनिक मत, उपनिषद् या वेदांत पर ही प्रतिष्ठित है। भारत में भी प्राचीन काल में और आज भी कितने ही विरोधी संप्रदायों के रहने पर भी सभी उपनिषद् या वेदांत रूप एकमात्र प्रमाण पर ही अधिष्ठित है।

तुम द्वैतवादी हो, चाहे विशिष्टाद्वैतवादी; शुद्धाद्वैतवादी हो, चाहे अद्वैतवादी अथवा चाहे और जिस प्रकार के अद्वैतवादी या द्वैतवादी हो, या तुम अपने को चाहे जिस नाम से पुकारो, तुम्हें अपने शास्त्र, उपनिषदों का प्रामाण्य स्वीकार करना ही होगा। यदि भारत का कोई संप्रदाय उपनिषदों का प्रामाण्य न माने तो वह 'सनातन' मत का अनुयायी नहीं कहा जा सकता। और जैनों–बौद्धों के मत भी उपनिषदों का प्रमाण न स्वीकार करने के कारण ही भारतभूमि से हटा दिए गए थे। इसलिए चाहे हम जानें या न जानें, वेदांत भारत के सब संप्रदायों में प्रविष्ट हैं और हम जिसे हिंदू धर्म कहते हैं, यह अनगिनत शाखाओं वाला महान् वटवृक्ष के समान हिंदू धर्म वेदांत के ही प्रभाव से खड़ा है। चाहे हम जानें या न जानें, परंतु हम वेदांत का ही विचार करते हैं, वेदांत ही हमारा जीवन है, वेदांत ही हमारी साँस है, मृत्यु तक हम वेदांत ही के उपासक हैं और प्रत्येक हिंदू का यही हाल है। अतः भारतभूमि में भारतीय श्रोताओं के सामने वेदांत का प्रचार करना, मानो एक असंगति है। परंतु यदि किसी का प्रचार करना है तो वह इसी वेदांत का, विशेषतः इस युग में इसका प्रचार अत्यंत आवश्यक हो गया है, क्योंकि हमने

तुम द्वैतवादी हो, चाहे विशिष्टाद्वैतवादी; शुद्धाद्वैतवादी हो, चाहे अद्वैतवादी अथवा चाहे और जिस प्रकार के अद्वैतवादी या द्वैतवादी हो, या तुम अपने को चाहे जिस नाम से पुकारो, तुम्हें अपने शास्त्र, उपनिषदों का प्रामाण्य स्वीकार करना ही होगा। यदि भारत का कोई संप्रदाय उपनिषदों का प्रामाण्य न माने तो वह 'सनातन' मत का अनुयायी नहीं कहा जा सकता।

तुमसे अभी–अभी कहा है कि भारत के सब संप्रदायों को उपनिषदों का प्रामाण्य मानकर चलना चाहिए, परंतु इन सब संप्रदायों में हमें ऊपर–ऊपर अनेक विरोध देखने को मिलते हैं। बहुत बार बड़े–बड़े प्राचीन ऋषि भी उपनिषदों में निहित अपूर्व समन्वय को नहीं समझ सके। बहुधा मुनियों ने भी आपस में मतभेद के कारण विवाद किया है। यह मतविरोध किसी समय इतना बढ़ गया था कि यह एक कहावत हो गई थी कि जिसका मत दूसरे से भिन्न न हो, वह मुनि ही नहीं—'नासी मुनिर्यस्य मतं न भिन्नम्'। परंतु अब ऐसा विरोध नहीं चल सकता। अब उपनिषदों के मंत्रों में गूढ़ रूप से जो समन्वय छिपा हुआ है, उसकी विशद व्याख्या और प्रचार की आवश्यकता सभी के लिए आन पड़ी है, फिर चाहे कोई द्वैतवादी हो, विशिष्टाद्वैतवादी हो या अद्वैतवादी, उसे संसार के सामने स्पष्ट रूप से रखना चाहिए और यह काम सिर्फ भारत में ही नहीं, उसके बाहर भी होना चाहिए। मुझे ईश्वर की कृपा से इस प्रकार के एक महापुरुष के पैरों तले बैठकर शिक्षा ग्रहण करने का महासौभाग्य मिला था, जिनका संपूर्ण जीवन ही उपनिषदों का महासमन्वय स्वरूप था। जिनका जीवन उनके उपदेशों की अपेक्षा हजार गुना बढ़कर उपनिषदों का जीवन भाष्यस्वरूप था। उन्हें देखने पर मालूम होता था, मानो उपनिषद् के भाव वास्तव में मानवरूप धारण करके प्रकट हुए हों। उस समन्वय का कुछ अंश शायद मुझे भी मिला है। मैं नहीं जानता कि इसको प्रकट करने में मैं समर्थ हो सकूँगा या नहीं; परंतु मेरा प्रयत्न यही है। अपने जीवन में मैं यह दिखाने की कोशिश करूँगा कि वैदांतिक संप्रदाय एक–दूसरे के विरोधी नहीं, वे एक–दूसरे के अवश्यंभावी

अब उपनिषदों के मंत्रों में गूढ़ रूप से जो समन्वय छिपा हुआ है, उसकी विशद व्याख्या और प्रचार की आवश्यकता सभी के लिए आन पड़ी है, फिर चाहे कोई द्वैतवादी हो, विशिष्टाद्वैतवादी हो या अद्वैतवादी, उसे संसार के सामने स्पष्ट रूप से रखना चाहिए और यह काम सिर्फ भारत में ही नहीं, उसके बाहर भी होना चाहिए।

परिणाम हैं, एक-दूसरे के पूरक हैं, वे एक से दूसरे पर चढ़ने के सोपान हैं; जब तक कि वह अद्वैत-तत्त्वमसि-लक्ष्य प्राप्त न हो जाए।

भारत में एक वह समय था, जब कर्मकांड का बोलबाला था। वेदों के इस अंश में अनेक ऊँचे आदर्श हैं, इसमें कोई संदेह नहीं। हमारी वर्तमान नित्य पूजाओं में से कुछ यद्यपि अभी भी वैदिक कर्मकांड के अनुसार ही की जाती हैं, इतना होते हुए भी भारत में वैदिक कर्मकांड का प्रायः लोप हो गया है। अब हमारा जीवन वेदों के कर्मकांड के अनुसार बहुत ही कम नियमित और अनुशासित होता है। अपने दैनिक जीवन में हम प्रायः पौराणिक अथवा तांत्रिक हैं, यहाँ तक कि जहाँ कहीं भारत के ब्राह्मण वैदिक मंत्रों को काम में लाते हैं, वहाँ अधिकांशतः उनका विचार वेदों के अनुसार नहीं, किंतु तंत्रों या पुराणों के अनुसार होता है। अतएव वेदों के कर्मकांड के विचार से अपने को वैदिक बताना हमारी समझ में युक्तिपूर्ण नहीं जँचता, परंतु यह असंदिग्ध है कि हम सभी वेदांती हैं। जो लोग अपने को हिंदू कहते हैं, अच्छा होता यदि वे अपने को वेदांती कहते और जैसा कि हमने तुम्हें पहले ही बतलाया है कि उसी वेदांती नाम के भीतर सब संप्रदाय— द्वैतवादी हों, चाहे अद्वैतवादी—आ जाते हैं।

भारत में एक वह समय था, जब कर्मकांड का बोलबाला था। वेदों के इस अंश में अनेक ऊँचे आदर्श हैं, इसमें कोई संदेह नहीं। हमारी वर्तमान नित्य पूजाओं में से कुछ यद्यपि अभी भी वैदिक कर्मकांड के अनुसार ही की जाती हैं, इतना होते हुए भी भारत में वैदिक कर्मकांड का प्रायः लोप हो गया है। अब हमारा जीवन वेदों के कर्मकांड के अनुसार बहुत ही कम नियमित और अनुशासित होता है।

वर्तमान समय में भारत में जितने संप्रदाय हैं, उनके मुख्यतः दो भाग किए जा सकते हैं—द्वैतवादी और अद्वैतवादी। इनमें से कुछ संप्रदाय जिन छोटे-छोटे मतभेदों पर अधिक बल देते हैं और जिनकी सहायता से वे विशुद्धाद्वैतवादी

और विशिष्टाद्वैतवादी आदि नए-नए नाम लेना चाहते हैं, उनसे विशेष कुछ बनता-बिगड़ता नहीं। उन्हें या तो द्वैतवादियों की श्रेणी में शामिल किया जा सकता है अथवा अद्वैतवादियों की श्रेणी में। और जो संप्रदाय सर्वमान समय के हैं, उनमें से कुछ तो बिल्कुल नए हैं और दूसरे पुराने संप्रदायों के नवीन संस्करण जान पड़ते हैं। पहली श्रेणी के प्रतिनिधिस्वरूप मैं रामानुजाचार्य का जीवन और दर्शन प्रस्तुत करूँगा तथा दूसरी के प्रतिनिधि रूप में शंकराचार्य का जीवन और दर्शन।

रामानुज उत्तरकालीन भारत के प्रधान द्वैतवादी दार्शनिक हैं। अन्य द्वैतवादियों ने प्रत्यक्षत: या परोक्षत: अपने तत्त्व-प्रचार में और अपने संप्रदाय के संगठन में, यहाँ तक कि अपने संगठन की छोटी-छोटी बातों में भी उन्हीं का अनुसरण किया है। रामानुज और उनके प्रचार-कार्य के साथ भारत के दूसरे द्वैतवादी वैष्णव संप्रदायों की तुलना करें तो आश्चर्य होगा कि उनके आपस के उपदेशों, साधना-प्रणालियों और सांप्रदायिक नियमों में बड़ा सादृश्य है। अन्यान्य वैष्णवाचार्यों में दाक्षिणात्य आचार्य माधवाचार्य मुनि और उनके बाद हमारे बंगदेश के महाप्रभु श्रीचैतन्य का नाम उल्लेखनीय है, जिन्होंने माधवाचार्य के दर्शन का बंगाल में प्रचार किया था। दक्षिण में कई संप्रदाय और हैं, जैसे विशिष्टाद्वैतवादी शैव। शैव प्राय: अद्वैतवादी होते हैं। सिंहल और दक्षिण के कुछ स्थानों को छोड़कर भारत में सर्वत्र शैव अद्वैतवादी हैं। विशिष्टाद्वैतवादी शैवों ने 'विष्णु' नाम की जगह

रामानुज उत्तरकालीन भारत के प्रधान द्वैतवादी दार्शनिक हैं। अन्य द्वैतवादियों ने प्रत्यक्षत: या परोक्षत: अपने तत्त्व-प्रचार में और अपने संप्रदाय के संगठन में, यहाँ तक कि अपने संगठन की छोटी-छोटी बातों में भी उन्हीं का अनुसरण किया है। रामानुज और उनके प्रचार-कार्य के साथ भारत के दूसरे द्वैतवादी वैष्णव संप्रदायों की तुलना करें तो आश्चर्य होगा कि उनके आपस के उपदेशों, साधना-प्रणालियों और सांप्रदायिक नियमों में बड़ा सादृश्य है।

सिर्फ शिव नाम बैठाया है और आत्माविषयक सिद्धांत को छोड़ अन्यान्य सब विषयों में रामानुज के ही मत को ग्रहण किया है। रामानुज के अनुयायी आत्मा को अणु अर्थात् अत्यंत छोटा कहते हैं, परंतु शंकराचार्य के मतानुयायी उसे विभु अर्थात् सर्वव्यापी स्वीकार करते हैं।

प्राचीनकाल में अद्वैत मत के कई संप्रदाय थे। ऐसा लगता है कि प्राचीन समय में ऐसे अनेक संप्रदाय थे, जिन्हें शंकराचार्य के संप्रदाय ने पूर्णतया आत्मसात् कर अपने में मिला लिया था। वेदांत के किसी-किसी भाष्य में, विशेषतः विज्ञानभिक्षु के भाष्य में शंकर पर बीच-बीच में कटाक्ष किया गया दिखाई देता है। विज्ञान भिक्षु यद्यपि अद्वैतवादी थे, फिर भी उन्होंने शंकर के मायावाद को उड़ा देने की कोशिश की थी। अतः साफ जान पड़ता है कि ऐसे अनेक संप्रदाय थे, जिनका मायावाद पर विश्वास नहीं था, यहाँ तक कि उन्होंने शंकर को 'प्रच्छन्न बौद्ध' कहने में भी संकोच नहीं किया। उनकी यह धारणा थी कि मायावाद को बौद्धों से लेकर शंकर ने वेदांत के भीतर रखा है। जो कुछ भी हो, वर्तमान समय में सभी अद्वैतवादी शंकराचार्य के अनुगामी हैं; और शंकराचार्य तथा उनके शिष्य उत्तर भारत एवं दक्षिण भारत, दोनों क्षेत्रों में अद्वैतवाद के विशेष प्रचारक रहे हैं। शंकराचार्य का प्रभाव हमारे बंगाल में और पंजाब तथा कश्मीर में ज्यादा नहीं फैला। परंतु दक्षिण के सभी स्मार्त शंकराचार्य के अनुयायी हैं और वाराणसी अद्वैतवाद का एक केंद्र होने के कारण उत्तर भारत

प्राचीनकाल में अद्वैत मत के कई संप्रदाय थे। ऐसा लगता है कि प्राचीन समय में ऐसे अनेक संप्रदाय थे, जिन्हें शंकराचार्य के संप्रदाय ने पूर्णतया आत्मसात् कर अपने में मिला लिया था। वेदांत के किसी-किसी भाष्य में, विशेषतः विज्ञानभिक्षु के भाष्य में शंकर पर बीच-बीच में कटाक्ष किया गया दिखाई देता है। विज्ञान भिक्षु यद्यपि अद्वैतवादी थे, फिर भी उन्होंने शंकर के मायावाद को उड़ा देने की कोशिश की थी।

के अनेक स्थानों में उनका प्रभाव बहुत ज्यादा है।

परंतु मौलिक तत्त्व के आविष्कार का दावा न शंकराचार्य ने किया है और न रामानुज ने। रामानुज ने तो साफ कहा है कि हमने बोधायन के भाष्य का अनुसरण करके तदनुसार ही वेदांतसूत्रों की व्याख्या की है। *भगवद्बोधायनकृतां विस्तीर्णां ब्रह्मसूत्रवृत्तिं पूर्वाचार्याः सञ्चिक्षिपुः तन्मतानुसारेण सूत्राक्षराणि व्याख्यास्यन्ते* (भगवान् बोधायन ने ब्रह्मसूत्र पर विस्तारपूर्वक भाष्य लिखा था, जिसे पूर्व आचार्यों ने संक्षिप्त कर दिया)। उनके मतानुसार, "मैं सूत्र के शब्दों की व्याख्या कर रहा हूँ।" अपने 'श्रीभाष्य' के आरंभ में ही रामानुज ने ये बातें लिख दी हैं। उन्होंने बोधायनकृत 'ब्रह्मसूत्र भाष्य' को लिखा और उसे संक्षिप्त कर दिया तथा वही संक्षिप्त रूप आजकल हमें उपलब्ध है। बोधायन भाष्य देखने का अवसर मुझे कभी नहीं मिला। उसे अभी तक देख नहीं सका हूँ, परलोकगत स्वामी दयानंद सरस्वती व्यास सूत्रों के बोधायन भाष्य के सिवा अन्य सभी भाष्यों को अस्वीकार कर देना चाहते थे और यद्यपि वे अवसर मिलने पर रामानुज के ऊपर कटाक्ष किए बिना न रहते थे, वे भी कभी बोधायन भाष्य को सर्वसाधारण के सामने नहीं रख सके, परंतु रामानुज ने स्पष्टतः कहा है कि बोधायन के विचार और कहीं-कहीं तो उनके अंश तक को लेकर हमने अपने वेदांत-भाष्य की रचना की है। यह अनुमान किया जा सकता है कि शंकराचार्य ने भी प्राचीन भाष्यकारों के ग्रंथों का अवलंबन कर अपने भाष्य का प्रणयन किया होगा। उनके भाष्य में कई जगह प्राचीन भाष्यों के नाम आए हैं। जबकि उनके गुरु और गुरु के गुरु स्वयं उन्हीं

रामानुज ने तो साफ कहा है कि हमने बोधायन के भाष्य का अनुसरण करके तदनुसार ही वेदांतसूत्रों की व्याख्या की है। भगवद्बोधायनकृतां विस्तीर्णां ब्रह्मसूत्रवृत्तिं पूर्वाचार्याः सञ्चिक्षिपुः तन्मतानुसारेण सूत्राक्षराणि व्याख्यास्यन्ते (भगवान् बोधायन ने ब्रह्मसूत्र पर विस्तारपूर्वक भाष्य लिखा था, जिसे पूर्व आचार्यों ने संक्षिप्त कर दिया)।

के जैसे एक ही अद्वैत मत के प्रवर्तक एवं वेदांती थे तथा कभी-कभी किसी विषय में वे शंकर की अपेक्षा अद्वैत तत्त्व के प्रकाशन में अधिक अग्रसर एवं साहसी थे, तब यह साफ समझ में आ जाता है कि शंकर ने भी किसी नए भाव-तत्त्व का प्रचार नहीं किया। रामानुज ने जिस प्रकार बोधायन भाष्य के सहारे अपना भाष्य लिखा था, अपनी भाष्य-रचना में शंकर ने भी वैसा ही किया। परंतु अभी तक यह निर्णय नहीं किया जा सका है कि शंकर ने किस भाष्य को आधार मानकर भाष्य लिखा।

जिन दर्शनों को तुमने पढ़ा है या जिनके नाम सुने हैं, वे सबके सब उपनिषद् के प्रमाण पर आधारित हैं। जब भी उन्होंन श्रुति की दुहाई दी है, तब उपनिषदों को ही लक्ष्य किया है। तब वे श्रुति को उद्धृत करते हैं, उनका मतलब उपनिषदों से रहता है। भारत में उपनिषदों के बाद अन्य कई दर्शनों का जन्म हुआ, परंतु व्यास द्वारा लिखे गए वेदांत दर्शन की तरह किसी दूसरे दर्शन की प्रतिष्ठा भारत में नहीं हो सकी।

जिन दर्शनों को तुमने पढ़ा है या जिनके नाम सुने हैं, वे सबके सब उपनिषद् के प्रमाण पर आधारित हैं। जब भी उन्होंन श्रुति की दुहाई दी है, तब उपनिषदों को ही लक्ष्य किया है। तब वे श्रुति को उद्धृत करते हैं, उनका मतलब उपनिषदों से रहता है। भारत में उपनिषदों के बाद अन्य कई दर्शनों का जन्म हुआ, परंतु व्यास द्वारा लिखे गए वेदांत दर्शन की तरह किसी दूसरे दर्शन की प्रतिष्ठा भारत में नहीं हो सकी। पर वेदांत दर्शन भी प्राचीन सांख्य दर्शन का ही विकसित रूप है। और सारे भारत के, यहाँ तक कि सारे संसार के सभी दर्शन एवं सभी मत कपिल के विशेष रूप से ऋणी हैं। मनस्तात्त्विक और दार्शनिक विषयों का कपिल जैसा महान् व्याख्याता भारत के इतिहास में शायद ही दूसरा हुआ हो। संसार में सर्वत्र ही कपिल का प्रभाव दिख पड़ता है। जहाँ कोई मान्यताप्राप्त दार्शनिक मत विद्यमान है, वहीं उनका प्रभाव खोजा जा सकता है। चाहे वह हजार वर्ष पहले का भले

ही हो, किंतु वहाँ वे ही कपिल, वे ही तेजस्वी, गौरवमुक्त, अपूर्व प्रतिभाशाली कपिल दृष्टिगोचर होते हैं। उनके मनस्तत्त्व और दर्शन के अधिकांश को थोड़ा सा हेर-फेर करके भारत के भिन्न-भिन्न सभी संप्रदायों ने ग्रहण किया है। हमारी जन्मभूमि बंगाल के नैयायिक, भारत के दार्शनिक क्षेत्र में विशेष प्रभाव फैलाने में समर्थ नहीं हो सके। वे सामान्य, विशेष, जाति, द्रव्य, गुण आदि बोझिल पारिभाषिक क्षुद्र शब्दों में उलझ गए, जिन्हें कोई अच्छी तरह समझना चाहे तो सारी उम्र बीत जाए। वे दर्शनालोचन का भार वेदांतियों पर छोड़कर स्वयं 'न्याय' लेकर बैठे। परंतु आधुनिक काल में भारत के सभी दार्शनिक संप्रदायों ने बंग देश के नैयायिकों की तर्क-संबंधी पारिभाषिक शब्दावली ग्रहण की है। जगदीश, गदाधर और शिरोमणि के नाम मलाबार देश में कहीं-कहीं उसी प्रकार प्रसिद्ध हैं, जिस प्रकार नादिया में। किंतु व्यास का दर्शन, वेदांत सूत्र भारत में सब जगह दृढ़प्रतिष्ठ है और दर्शन में वेदांत-प्रतिपाद्य ब्रह्म को (युक्तिपूर्ण ढंग से) मनुष्य के लिए व्यक्त करने का उसका जो उद्देश्य रहा है, उसे साधित करके उसने स्थायित्व लाभ किया। इस वेदांत दर्शन में युक्ति को पूर्णतया श्रुति के अधीन रखा गया है। शंकराचार्य ने भी एक जगह घोषित किया है कि व्यास ने युक्ति-विचार का यत्न नहीं किया। उनके सूत्र-प्रणयन का एकमात्र उद्देश्य यह था कि वेदांत मंत्ररूपी पुष्पों को एक ही सूत्र में गूँथकर एक माला तैयार करे। उनके सूत्र वहीं तक मान्य हैं, जहाँ तक वे उपनिषदों के अधीन हैं, इसके आगे नहीं।

हमारी जन्मभूमि बंगाल के नैयायिक, भारत के दार्शनिक क्षेत्र में विशेष प्रभाव फैलाने में समर्थ नहीं हो सके। वे सामान्य, विशेष, जाति, द्रव्य, गुण आदि बोझिल पारिभाषिक क्षुद्र शब्दों में उलझ गए, जिन्हें कोई अच्छी तरह समझना चाहे तो सारी उम्र बीत जाए। वे दर्शनालोचन का भार वेदांतियों पर छोड़कर स्वयं 'न्याय' लेकर बैठे।

इस समय भारत के सभी संप्रदाय व्यास सूत्रों को प्रामाणिक ग्रंथों में श्रेष्ठ स्वीकार करते हैं और यदि यहाँ कोई नवीन संप्रदाय प्रारंभ होता है तो

वह व्यास सूत्रों पर अपने ज्ञानानुकूल नया भाष्य लिखकर अपनी जड़ जमाता है। कभी-कभी इन भाष्यकारों के मत में बहुत फर्क आता दिख पड़ता है। कभी-कभी तो मूल सूत्रों की अर्थ विकृति देखकर भी ऊब आता है। अस्तु व्यास सूत्रों को इस समय भारत में सबसे अच्छे प्रमाण ग्रंथ का आसन मिल गया है और व्यास सूत्रों पर एक नया भाष्य लिखे बिना भारत में कोई संप्रदाय संस्थापन की आशा नहीं कर सकता। व्यास सूत्रों के बाद ही विश्व प्रसिद्ध 'गीता' का प्रामाण्य है। शंकराचार्य का गौरव 'गीता' के प्रचार से ही बढ़ा। इस महापुरुष ने अपने महान् जीवन में जो बड़े-बड़े कर्म किए, 'गीता' का प्रचार और उसकी एक सुंदर भाष्य-रचना भी उन्हीं में है तथा भारत के सनातनमार्गी संप्रदाय-संस्थापकों में से हरेक ने उनका अनुगमन किया और तदनुसार 'गीता' पर एक भाष्य की रचना की।

उपनिषद् अनेक हैं। कोई-कोई यह कहते हैं कि उनकी संख्या एक सौ आठ है और कोई-कोई और भी अधिक कहते हैं। उनमें से कुछ स्पष्ट ही आधुनिक हैं तथा 'अल्लोपनिषद्'। उसमें अल्लाह की स्तुति है और मुहम्मद को रसूलल्ला कहा गया है। मैंने सुना है कि यह अकबर के राज्यकाल में हिंदू और मुसलमानों में मेल कराने के लिए रचा गया था।

उपनिषद् अनेक हैं। कोई-कोई यह कहते हैं कि उनकी संख्या एक सौ आठ है और कोई-कोई और भी अधिक कहते हैं। उनमें से कुछ स्पष्ट ही आधुनिक हैं तथा 'अल्लोपनिषद्'। उसमें अल्लाह की स्तुति है और मुहम्मद को रसूलल्ला कहा गया है। मैंने सुना है कि यह अकबर के राज्यकाल में हिंदू और मुसलमानों में मेल कराने के लिए रचा गया था। कभी-कभी संहिता विभाग में अल्ला, इल्ला जैसे किसी शब्द को बरबस ग्रहण कर उनके आधार पर उपनिषद् रच लिया गया है। इस प्रकार इस 'अल्लोपनिषद्' में मुहम्मद रसूलल्ला हुए। इसका तात्पर्य चाहे जो कुछ हो, किंतु इस प्रकार के और भी अनेक सांप्रदायिक उपनिषद् हैं। यह स्पष्ट समझ में आ जाता है कि वे बिल्कुल आधुनिक हैं और

उपनिषदों को ऐसी रचना बहुत कठिन भी नहीं थी, क्योंकि वेदों के संहिता भाग की भाषा इतनी पुरानी है कि उसमें व्याकरण के नियम नहीं माने गए।

कई साल हुए, वैदिक व्याकरण पढ़ने की मेरी इच्छा हुई और मैंने बड़े आग्रह से 'पाणिनि' और 'महाभाष्य' पढ़ना प्रारंभ किया। परंतु मुझे बड़ा आश्चर्य हुआ, जब मैंने देखा कि वैदिक व्याकरण के प्रधान भाग केवल साधारण नियमों के अपवाद ही हैं। व्याकरण में एक साधारण विधान माना गया, परंतु इसके बाद ही यह बतलाया गया कि वेदों में यह नियम अपवादस्वरूप होगा। अतः हम देखते हैं कि बचाव के लिए महर्षि यास्क द्वारा विरचित निरुक्त का उपयोग कर कोई भी मनुष्य, चाहे जो कुछ लिखकर बड़ी आसानी से उसे वेद कहकर प्रचार कर सकता है। साथ ही उसके अधिकांश भाग में बहुसंख्यक पर्याय शब्द रखे गए हैं। जहाँ इतने सुभीते हैं कि वहाँ तुम जितना चाहो, उपनिषद् लिख सकते हो। यदि संस्कृत का कुछ ज्ञान हो तो प्राचीन वैदिक शब्दों की तरह कुछ शब्द गढ़ लेने से ही काम हो जाएगा, व्याकरण का तो कुछ भय रहा ही नहीं। फिर तो रसूलल्ला हो, चाहे जो सुल्ला हो, उसे अपने ग्रंथ में तुम अनायास रख सकते हो। इस प्रकार अनेक उपनिषदों की रचना हो गई है और सुनते हैं कि अब भी होती है। मैं अच्छी तरह जानता हूँ कि भारत के कुछ भागों में भिन्न-भिन्न संप्रदायों के लोग अब भी ऐसे उपनिषदों का प्रणयन करते हैं, परंतु इन उपनिषदों में कुछ ऐसे हैं, जो स्पष्टतः अपनी प्रामाणिकता की गवाही देते हैं और इन्हीं को शंकर, बाद में रामानुज एवं दूसरे बड़े-बड़े भाष्यकारों ने

कई साल हुए, वैदिक व्याकरण पढ़ने की मेरी इच्छा हुई और मैंने बड़े आग्रह से 'पाणिनि' और 'महाभाष्य' पढ़ना प्रारंभ किया। परंतु मुझे बड़ा आश्चर्य हुआ, जब मैंने देखा कि वैदिक व्याकरण के प्रधान भाग केवल साधारण नियमों के अपवाद ही हैं। व्याकरण में एक साधारण विधान माना गया, परंतु इसके बाद ही यह बतलाया गया कि वेदों में यह नियम अपवादस्वरूप होगा।

स्वीकार किया है तथा इनका भाष्य किया है।

उपनिषदों के और भी दो-एक तत्त्वों की ओर मैं तुम्हारा ध्यान आकर्षित करना चाहता हूँ, क्योंकि ये उपनिषद् ज्ञानसमुद्र हैं और मुझ जैसा अयोग्य मनुष्य यदि उनके संपूर्ण तत्त्वों की व्याख्या करना चाहे तो वर्षों बीत जाएँगे, एक व्याख्यान में कुछ न होगा। अतएव उपनिषदों के अध्ययन के प्रसंग में मेरे मन में जो दो-एक बातें आई हैं, उनकी ओर तुम्हारा ध्यान दिलाना चाहता हूँ। पहले तो संसार में इनकी तरह अपूर्व काव्य और नहीं हैं। वेदों के संहिता भाग को पढ़ते समय उसमें भी जगह-जगह अपूर्व काव्य सौंदर्य का परिचय मिलता है। उदाहरण के लिए, 'ऋग्वेद' संहिता के नासदीय सूक्तों को पढ़ें। उसमें प्रलय के गंभीर अंधकार के वर्णन में है—*'तम आसीत् तमसा गूढमये'* इत्यादि—'जब अंधकार से अंधकार ढका हुआ था।' इसके पाठ ही से यह जान पड़ता है कि कवित्व का अपूर्व गांभीर्य इसमें भरा है। तुमने क्या इस ओर दृष्टि डाली है कि भारत के बाहर के देशों में तथा भारत में गंभीर भावों के चित्र खींचने के अनेक प्रयत्न किए गए हैं? भारत के बाहरी देशों में यह प्रयत्न सदा जड़ प्रकृति के अनंत भावों के वर्णन में ही हुआ है—केवल अनंत बहि:प्रकृति, अनंत जड़, अनंत देश का वर्णन हुआ है। जब भी मिल्टन या दांते या किसी दूसरे प्राचीन अथवा आधुनिक यूरोपीय बड़े कवि ने अनंत के चित्र खींचने की कोशिश की है, तभी उन्होंने कवित्व-पंखों के सहारे अपने बाहर दूर आकाश में विचरते हुए बाह्य अनंत प्रकृति का कुछ-कुछ आभास देने की चेष्टा की है। यह

उपनिषदों के और भी दो-एक तत्त्वों की ओर मैं तुम्हारा ध्यान आकर्षित करना चाहता हूँ, क्योंकि ये उपनिषद् ज्ञानसमुद्र हैं और मुझ जैसा अयोग्य मनुष्य यदि उनके संपूर्ण तत्त्वों की व्याख्या करना चाहे तो वर्षों बीत जाएँगे, एक व्याख्यान में कुछ न होगा। अतएव उपनिषदों के अध्ययन के प्रसंग में मेरे मन में जो दो-एक बातें आई हैं, उनकी ओर तुम्हारा ध्यान दिलाना चाहता हूँ।

चेष्टा यहाँ भी हुई है। बाह्य प्रकृति का अनंत विस्तार जिस प्रकार वेद संहिता में चित्रित होकर पाठकों के सामने रखा गया है, वैसा अन्यत्र कहीं भी देखने को नहीं मिलता। संहिता के इस 'तम आसीत् तमसा गूढम्' वाक्य को याद रखकर तीन भिन्न-भिन्न कवियों के अंधकार-वर्णन के साथ इसकी तुलना करके देखो। हमारे कालीदास ने कहा है, "सूचीभेद्य अंधकार," उधर मिल्टन कहते हैं, "उजाला नहीं है, दृश्यमान अंधकार है।" परंतु ऋग्वेद संहिता में है—"अंधकार से अंधकार ढका हुआ है, अंधकार के भीतर अंधकार छिपा हुआ है।"

हम उष्ण कटिबंध के रहनेवाले सहज ही में समझ सकते हैं कि जब सहसा नवीन वर्षागम होता है, तब संपूर्ण दिग्मंडल में अंधकार छा जाता है और उमड़ती हुई काली घटाएँ दूसरे बादलों को घेर लेती हैं। इसी प्रकार कविता चलती है, परंतु संहिता के इस अंश में भी बाहरी प्रकृति का वर्णन किया गया है। बाहरी प्रकृति का विश्लेषण करते मानव-जीवन की महान् समस्याएँ अन्यत्र जैसे हल की गई हैं, वैसे ही यहाँ भी। जिस प्रकार प्राचीन यूनान अथवा आधुनिक यूरोप जीवन-समस्या का समाधान पाने के लिए तथा जगत्कारण-संबंधी परमार्थिक तत्त्वों की खोज के लिए बाह्य प्रकृति के अन्वेषण में संलग्न हुए, उसी प्रकार हमारे पूर्वजों ने भी किया और पाश्चात्यों के समान वे भी असफल हुए। परंतु पश्चिमी जातियों ने इस विषय में और कोई प्रयत्न नहीं किया; जहाँ वे थीं, वहीं पड़ी रहीं। बहिर्जगत् में जीवन और मृत्यु की महान्

हम उष्ण कटिबंध के रहनेवाले सहज ही में समझ सकते हैं कि जब सहसा नवीन वर्षागम होता है, तब संपूर्ण दिग्मंडल में अंधकार छा जाता है और उमड़ती हुई काली घटाएँ दूसरे बादलों को घेर लेती हैं। इसी प्रकार कविता चलती है, परंतु संहिता के इस अंश में भी बाहरी प्रकृति का वर्णन किया गया है। बाहरी प्रकृति का विश्लेषण करते मानव-जीवन की महान् समस्याएँ अन्यत्र जैसे हल की गई हैं, वैसे ही यहाँ भी।

समस्याओं के समाधान में व्यर्थ प्रयास होने पर वे आगे नहीं बढ़ीं। हमारे पूर्वजों ने भी इसे असंभव समझा था, परंतु उन्होंने इस समाधान की प्राप्ति में इंद्रियों की पूरी अक्षमता संसार के सामने निर्भय होकर घोषित की। उपनिषद् से अच्छा उत्तर कहीं नहीं मिलेगा—

यतो वाचो निवर्तन्ते अप्राप्य मनसा सह।
न तत्र चक्षुर्गच्दति न वाग्गच्छति नो मनः॥

"मन के साथ वाणी, जिसे न पाकर जहाँ से लौट आती है, वहाँ न आँखों की पहुँच है, न वाणी की।"

ऐसे अनेक वाक्य हैं, जिन्होंने इंद्रियों को इस समस्या के समाधान के लिए सर्वथा अक्षम बताया है, किंतु वे पूर्वज इतना की कहकर रुक नहीं गए। बाह्य प्रकृति से लौटकर वे मनुष्य की अंतःप्रकृति की ओर प्रवृत्त हुए। इस प्रश्न का उत्तर पाने के लिए वे स्वयं अपनी आत्मा के निकट गए, वे अंतर्मुख हुए। वे समझ गए थे कि प्राणहीन जड़ से कभी सत्य की प्राप्ति नहीं होगी।

ऐसे अनेक वाक्य हैं, जिन्होंने इंद्रियों को इस समस्या के समाधान के लिए सर्वथा अक्षम बताया है, किंतु वे पूर्वज इतना की कहकर रुक नहीं गए। बाह्य प्रकृति से लौटकर वे मनुष्य की अंतःप्रकृति की ओर प्रवृत्त हुए। इस प्रश्न का उत्तर पाने के लिए वे स्वयं अपनी आत्मा के निकट गए, वे अंतर्मुख हुए। वे समझ गए थे कि प्राणहीन जड़ से कभी सत्य की प्राप्ति नहीं होगी। उन्होंने देखा कि बहिःप्रकृति से प्रश्न करने पर कोई उत्तर नहीं मिलता, न उससे कोई आशा की जा सकती है, अतएव बाहर सत्य की खोज की चेष्टा वृथा जानकर बहिःप्रकृति का त्याग करके वे उसी ज्योतिर्मय जीवात्मा की ओर मुड़े और वहाँ उन्हें उत्तर भी मिला—*"तमेवैकं जानथ आत्मानं अन्या वाचो विमुञ्चथ"*—"एकमात्र उसी आत्मा का ज्ञान प्राप्त करो और दूसरे वृथा वाक्य छोड़ो।" उन्होंने आत्मा में ही सारी समस्याओं का समाधान पाया। वहीं उन्होंने विश्वेश्वर परमात्मा को

जाना और जीवात्मा के साथ उसका संबंध, उसके प्रति हमारा कर्तव्य और उसके आधार पर हमारा पारस्परिक संबंध आदि ज्ञान प्राप्त किया। और इस आत्मतत्त्व के वर्णन के सदृश उदात्त संसार में और दूसरी कविता नहीं है। जड़ के वर्णन की भाषा में इस आत्मा को चित्रित करने की चेष्टा नहीं रही, यहाँ तक कि आत्मा के वर्णन में उन्होंने गुणों का निर्देश करना बिल्कुल छोड़ दिया। तब अनंत की धारणा के लिए इंद्रियों की सहायता की आवश्यकता नहीं रही। बाह्य इंद्रियग्राह्य, अचेतन, मृत, जड़ स्वभाव का वर्णन लुप्त हो गया। वरन् इसके स्थान पर आत्मतत्त्व का ऐसा वर्णन मिलता है, जो इतना सूक्ष्म है, जैसा कि इस कथन में निर्दिष्ट है—

न तत्र सूर्यो भान्ति न चन्द्रतारकं नेमा विद्युतो भान्ति कुडोऽयमग्निः।
तमेव भान्तमनुभाति सर्व तस्य भासा सर्वमिदं विभाति॥

"वहाँ न सूर्य का प्रकाश है, न चंद्र-तारकाओं का, यह बिजली उसे प्रकाशित नहीं कर सकती तो मृत्युलोक की इस अग्नि की बात ही क्या? उसी के प्रकाश से सबकुछ प्रकाशित होता है।"

"वहाँ न सूर्य का प्रकाश है, न चंद्र-तारकाओं का, यह बिजली उसे प्रकाशित नहीं कर सकती तो मृत्युलोक की इस अग्नि की बात ही क्या? उसी के प्रकाश से सबकुछ प्रकाशित होता है।"

संसार में और कौन सी कविता इसकी अपेक्षा अधिक उदात्त होगी? ऐसी कविता तुमको कहीं नहीं मिल सकती और कहीं न पाओगे। उस अपूर्व 'कठोपनिषद्' को लो। इस काव्य का रचना—चमत्कार कैसा सर्वांगसुंदर है! किस मनोहर रीति से यह आरंभ किया गया है? उस छोटे से बालक नचिकेता के हृदय में श्रद्धा का आविर्भाव, उसकी यमदर्शन की अभिलाषा और सबसे बड़े आश्चर्य की बात तो यह है कि यम स्वयं उसे जीवन व मृत्यु का महान् पाठ पढ़ा रहे हैं। और वह बालक उनसे क्या जानना चाहता है—मृत्यु-रहस्य।

उपनिषदों के संबंध की जिस दूसरी बात पर तुम्हें ध्यान देना चाहिए,

वह है उनका अपौरुषेयत्व। यद्यपि उनमें हमें अनेक आचार्यों और वक्ताओं के नाम मिलते हैं, पर उनमें से एक भी उपनिषदों के प्रमाणस्वरूप नहीं गिने जाते। उपनिषदों का एक भी मंत्र उनमें से किसी के जीवन के ऊपर निर्भर नहीं है। ये सब आचार्य और वक्ता, मानो छायामूर्ति की भाँति रंगमंच के पीछे अवस्थित हैं। उन्हें मानो कोई स्पष्टतया नहीं देख पाता, उनकी सत्ता, मानो साफ समझ में नहीं आती। यथार्थ शक्ति उपनिषदों के उन अपूर्व महिमामय, ज्योतिर्मय, तेजोमय मंत्रों के भीतर निहित है, जो बिल्कुल व्यक्तिनिरपेक्ष हैं। बीसियों याज्ञवल्क्य आएँ, रहें और चले जाएँ, पर इससे कोई हानि नहीं, मंत्र तो बने ही रहेंगे। किंतु फिर भी वे किसी व्यक्तिविशेष के विरोधी नहीं हैं। वे इतने विशाल और उदार हैं कि संसार में अब तक जितने महापुरुष या आचार्य पैदा हुए और भविष्य में जितने आएँगे, उन सबको समाहित कर सकते हैं। उपनिषद् अवतारों या महापुरुषों की उपासना के विरोधी नहीं हैं, बल्कि उसका समर्थन करते हैं। किंतु साथ ही वे संपूर्ण रूप से व्यक्तिनिरपेक्ष हैं, उसी प्रकार समग्र उपनिषद् व्यक्तिनिरपेक्षता-रूप अपूर्व तत्त्व के ऊपर प्रतिष्ठित है। ज्ञानी, चिंतनशील, दार्शनिक तथा युक्तिवादी उसमें इतनी व्यक्तिनिरपेक्षता पाते हैं, जितना कोई आधुनिक विज्ञानवेत्ता चाह सकता है।

उपनिषद् अवतारों या महापुरुषों की उपासना के विरोधी नहीं हैं, बल्कि उसका समर्थन करते हैं। किंतु साथ ही वे संपूर्ण रूप से व्यक्तिनिरपेक्ष हैं, उसी प्रकार समग्र उपनिषद् व्यक्तिनिरपेक्षता-रूप अपूर्व तत्त्व के ऊपर प्रतिष्ठित है। ज्ञानी, चिंतनशील, दार्शनिक तथा युक्तिवादी उसमें इतनी व्यक्तिनिरपेक्षता पाते हैं, जितना कोई आधुनिक विज्ञानवेत्ता चाह सकता है।

और ये ही हमारे शास्त्र हैं। तुम्हें याद रखना चाहिए कि ईसाइयों के लिए जैसे 'बाइबिल' है, मुसलमानों के लिए 'कुरान', बौद्धों के लिए 'त्रिपिटक', पारसियों के लिए 'जेंद-अवेस्ता', वैसे ही हमारे लिए 'उपनिषद्' हैं। ये ही

हमारे शास्त्र हैं, दूसरे नहीं। पुराण, तंत्र और अन्यान्य ग्रंथ, यहाँ तक कि व्याससूत्र भी गौण हैं। हमारे मुख्य प्रमाण हैं—वेद। मन्वादि स्मृतियों और पुराणों का जितना अंश उपनिषदों से मेल खाता है, उतना ही ग्रहण-योग्य है। यदि असहमति प्रकट करें तो उन्हें निर्दयतापूर्वक छोड़ देना चाहिए। हमें यह सदा स्मरण रखना होगा; परंतु भारत के दुर्भाग्य से वर्तमान समय में हम यह बिल्कुल भूल गए हैं। इस समय छोटे-छोटे ग्राम्य आचारों को मानो उपनिषदों के उपदेशों के स्थान पर प्रामाण्य प्राप्त हो गया है। बंगाल के सुदूर देहातों में अब जो आचार प्रचलित हैं, वे मानो वेद-वाक्य ही नहीं, उनसे भी कहीं बढ़कर हैं। और 'सनातन-मतावलंबी' शब्द का प्रभाव भी कितना विचित्र है! एक देहाती की निगाह में वही सच्चा हिंदू है, जो कर्मकांड की हरेक छोटी-छोटी बात का पालन करता है और जो नहीं करता, उसे अहिंदू कहकर दुत्कार दिया जाता है। दुर्भाग्य से हमारी मातृभूमि में ऐसे अनेक लोग हैं, जो किसी तंत्र विशेष का अवलंबन कर सर्वसाधारण जनता को उसी तंत्र-मंत्र का अनुसरण करने का उपदेश देते हैं। जो वैसा नहीं करते, वे उनके मत में सच्चे हिंदू नहीं हैं। अतः हमारे लिए यह स्मरण रखना अत्यंत आवश्यक है कि उपनिषद् ही मुख्य प्रमाण हैं। गुह्य और श्रौत सूत्र भी वेदों के प्रमाणाधीन हैं। यही उपनिषद् हमारे पूर्वपुरुष ऋषियों के वाक्य हैं और यदि तुम हिंदू होना चाहो तो तुम्हें यह विश्वास करना ही होगा। तुम ईश्वर के बारे में जैसा चाहो विश्वास कर सकते हो, परंतु वेदों का प्रामाण्य यदि नहीं मानते तो तुम घोर नास्तिक हो। ईसाई, बौद्ध या दूसरे

मन्वादि स्मृतियों और पुराणों का जितना अंश उपनिषदों से मेल खाता है, उतना ही ग्रहण-योग्य है। यदि असहमति प्रकट करें तो उन्हें निर्दयतापूर्वक छोड़ देना चाहिए। हमें यह सदा स्मरण रखना होगा; परंतु भारत के दुर्भाग्य से वर्तमान समय में हम यह बिल्कुल भूल गए हैं। इस समय छोटे-छोटे ग्राम्य आचारों को मानो उपनिषदों के उपदेशों के स्थान पर प्रामाण्य प्राप्त हो गया है।

शास्त्रों तथा हमारे शास्त्रों में यही अंतर है। उन्हें शास्त्र न कहकर पुराण कहना चाहिए, क्योंकि उनमें जलप्लावन का इतिहास, राजाओं और राजवंशधरों का इतिहास, महापुरुषों का जीवन-चरित्र आदि विषय लेखबद्ध हैं। ये सब पुराणों के लक्षण हैं, अतः इनका जितना अंश वेदों से मेल खाता है, उतना ही ग्रहणीय है, परंतु जो अंश मेल नहीं खाता, उसके मानने की आवश्यकता नहीं। 'बाइबिल' और दूसरी जातियों के शास्त्र भी जहाँ तक वेदों से सहमत हैं, वहीं तक अच्छे हैं, लेकिन जहाँ ऐसा नहीं है, वे हमारे लिए अस्वीकार्य हैं। 'कुरान' के संबंध में भी यही बात है। इन ग्रंथों में अनेक नीति-उपदेश हैं, अतः वेदों के साथ उनका जहाँ तक ऐक्य हो, वहीं तक पुराणों के समान उनका प्रामाण्य है, इससे अधिक नहीं। वेदों के संबंध में मेरा यह विश्वास है कि वेद कभी लिखे नहीं गए या वेदों की उत्पत्ति नहीं हुई। एक ईसाई मिशनरी ने मुझसे किसी समय कहा था, हमारी 'बाइबिल' ऐतिहासिक नींव पर स्थापित है, इसीलिए सत्य है। इस पर मैंने जवाब दिया था, "तुम्हारे शास्त्र इसीलिए सत्य हैं, क्योंकि उनकी कोई ऐतिहासिक भित्ति नहीं है; अतः तुम्हारे शास्त्र जबकि ऐतिहासिक हैं, तब अवश्य ही वे कुछ दिन पहले किसी मनुष्य द्वारा रचे गए थे; तुम्हारे शास्त्र मनुष्यप्रणीत हैं, हमारे नहीं। हमारे शास्त्रों की अनैतिहासिकता ही उनकी सत्यता का प्रमाण है।" वेदों के साथ आजकल के दूसरे शास्त्रों का यही संबंध है।

तुम्हारे शास्त्र इसीलिए सत्य हैं, क्योंकि उनकी कोई ऐतिहासिक भित्ति नहीं है; अतः तुम्हारे शास्त्र जबकि ऐतिहासिक हैं, तब अवश्य ही वे कुछ दिन पहले किसी मनुष्य द्वारा रचे गए थे; तुम्हारे शास्त्र मनुष्यप्रणीत हैं, हमारे नहीं। हमारे शास्त्रों की अनैतिहासिकता ही उनकी सत्यता का प्रमाण है।

अब हम उपनिषदों की शिक्षा की समीक्षा करेंगे। उनमें अनेक भावों के श्लोक हैं। कोई-कोई संपूर्ण द्वैतभावात्मक हैं और अन्य अद्वैतभावात्मक। किंतु उनमें कई बातें हैं, जिन पर भारत के सभी संप्रदाय एकमत हैं। पहले तो

सभी संप्रदाय संसारवाद या पुनर्जन्मवाद स्वीकार करते हैं। दूसरे, सब संप्रदायों का मनोविज्ञान भी एक ही प्रकार का है; पहले यह स्थूल शरीर, इसके पीछे सूक्ष्म शरीर—मन है और इसके भी परे जीवात्म है। पश्चिमी और भारतीय मनोविज्ञान में ये विशेष भेद हैं कि पश्चिमी मनोविज्ञान में मन और आत्मा में कोई अंतर नहीं माना गया है, परंतु हमारे यहाँ ऐसा नहीं है। भारतीय मनोविज्ञान के अनुसार मन अथवा अंत:करण, मानो जीवात्मा के हाथों का यंत्र-मात्र है। इसी की सहायता से वह शरीर अथवा बाहरी संसार में काम करता है। इस विषय में सभी का मत एक है और सभी संप्रदाय एक स्वर से यह स्वीकार करते हैं कि जीवात्मा अनादि और अनंत है। जब तक उसे संपूर्ण मुक्ति नहीं मिलती, तब तक उसे बार-बार जन्म लेना होगा। इस विषय में सब सहमत हैं।

एक और मुख्य विषय में सबकी एक राय है, यही भारतीय और पश्चिमी चिंतन-प्रणाली में विशेष मौलिक तथा अत्यंत जीवंत एवं महत्त्वपूर्ण अंतर है। यहाँ वाले जीवात्म में सब शक्तियों की अवस्थिति स्वीकार करते हैं। यहाँ शक्ति और प्रेरणा के बाह्य आह्वान के स्थान पर उनका आंतरिक स्फुरण स्वीकार किया गया है। हमारे शास्त्रों के अनुसार, सब शक्तियाँ सब प्रकार की महत्ता एवं पवित्रता आत्मा में ही विद्यमान हैं। योगी तुमसे कहें कि अणिमा, लघिमा आदि सिद्धियाँ, जिन्हें वे प्राप्त करना चाहते हैं, वास्तव में प्राप्त करने की नहीं, वे पहले से ही आत्मा में मौजूद हैं, सिर्फ उन्हें व्यक्त करना होगा। पतंजलि

एक और मुख्य विषय में सबकी एक राय है, यही भारतीय और पश्चिमी चिंतन-प्रणाली में विशेष मौलिक तथा अत्यंत जीवंत एवं महत्त्वपूर्ण अंतर है। यहाँ वाले जीवात्म में सब शक्तियों की अवस्थिति स्वीकार करते हैं। यहाँ शक्ति और प्रेरणा के बाह्य आह्वान के स्थान पर उनका आंतरिक स्फुरण स्वीकार किया गया है। हमारे शास्त्रों के अनुसार, सब शक्तियाँ सब प्रकार की महत्ता एवं पवित्रता आत्मा में ही विद्यमान हैं।

के मत में—तुम्हारे पैरों तले चलनेवाले छोटे-से-छोटे कीड़ों तक में योगी की अष्ट सिद्धियाँ विद्यमान हैं; केवल अपने देहरूपी आधार की अनुपयुक्तता के कारण ही वे प्रकाशित नहीं हो पातीं। जब भी उन्हें उत्कृष्टतर शरीर प्राप्त होगा, वे शक्तियाँ अभिव्यक्त हो जाएँगी, परंतु होती हैं वे पहले से ही विद्यमान। उन्होंने अपने सूत्रों में एक जगह कहा है—*"निमित्तमप्रयोजकं प्रकृतीनां वरणभेदस्तु ततः क्षेत्रकवत्"*—"शुभाशुभ कर्म प्रकृति के परिणाम (परिवर्तन) के प्रत्यक्ष कारण नहीं हैं, वरन् वे प्रकृति के विकास की बाधाओं को दूर करनेवाले निमित्त कारण हैं।" जैसे किसान को यदि अपने खेत में पानी लाना है तो वह सिर्फ खेत की मेंड़ काटकर पास के भरे तालाब से जल का योग कर देता है और पानी अपने स्वाभाविक प्रवाह से आकर खेत को भर देता है।

यहाँ पतंजलि ने किसी बड़े तालाब से किसान द्वारा अपने खेत में जल लाने का प्रसिद्ध उदाहरण दिया है। तालाब लबालब भरा है। ज्यों ही रुकावट पैदा करनेवाली यह मेंड़ तोड़ दी जाती है, त्यों ही तालाब का पानी अपनी ताकत और वेग से खेत में पहुँच जाता है। ठीक उसी प्रकार जीवात्मा में सारी शक्ति, पूर्णता और पवित्रता पहले से ही भरी हैं, केवल माया का परदा पड़ा हुआ है, जिससे वे प्रकट नहीं होने पातीं।

यहाँ पतंजलि ने किसी बड़े तालाब से किसान द्वारा अपने खेत में जल लाने का प्रसिद्ध उदाहरण दिया है। तालाब लबालब भरा है। ज्यों ही रुकावट पैदा करनेवाली यह मेंड़ तोड़ दी जाती है, त्यों ही तालाब का पानी अपनी ताकत और वेग से खेत में पहुँच जाता है। ठीक उसी प्रकार जीवात्मा में सारी शक्ति, पूर्णता और पवित्रता पहले से ही भरी हैं, केवल माया का परदा पड़ा हुआ है, जिससे वे प्रकट नहीं होने पातीं। एक बार आवरण को हटा देने से आत्मा अपनी स्वाभाविक पवित्रता प्राप्त करती है। उसकी सारी शक्ति व्यक्त हो जाती है। तुम्हें याद रखना चाहिए कि प्राच्य और पाश्चात्य चिंतन-प्रणाली में यह बड़ा

भेद है। पश्चिम वाले यह भयानक मत सिखाते हैं कि हम जन्म से ही महापापी हैं और जो लोग यह भयावह मत नहीं मानते, उन्हें वे जन्मजात दुष्ट कहते हैं, वे यह कभी नहीं सोचते कि अगर हम स्वभाव से ही बुरे हों तो हमारे भले होने की आशा नहीं, क्योंकि मनुष्य की प्रकृति कभी बदल नहीं सकती। "प्रकृति का परिवर्तन"—यह वाक्य स्वविरोधी है। जिसका परिवर्तन होता है, उसे प्रकृति नहीं कहना चाहिए। यह विषय हमें स्मरण रखना चाहिए। इस पर भारत के द्वैतवादी, अद्वैतवादी और सभी संप्रदाय एकमत हैं।

भारत के सब संप्रदाय एक अन्य विषय पर भी एकमत हैं, वह है—ईश्वर का अस्तित्व। इसमें संदेह नहीं कि ईश्वर के बारे में सभी संप्रदायों की धारणा भिन्न-भिन्न है। द्वैतवादी सगुण, केवल सगुण ईश्वर पर ही विश्वास करते हैं। मैं यह सगुण शब्द तुम्हें कुछ और भी अच्छी तरह समझाना चाहता हूँ। इस सगुण के अर्थ से देहधारी, सिंहासन पर बैठे हुए संसार का शासन करनेवाले किसी पुरुष-विशेष से मतलब नहीं। सगुण अर्थ से गुणयुक्त समझाना चाहिए। इस सगुण ईश्वर का वर्णन शास्त्रों में अनेक स्थलों में देखने को मिलता है और सभी संप्रदाय इस संसार का शासक, स्रष्टा, पालक और संहर्ता सगुण ईश्वर को मानते हैं। अद्वैतवादी इस सगुण ईश्वर के संबंध में और भी कुछ ज्यादा मानते हैं। वे इस सगुण ईश्वर की एक उच्चतर अवस्था में विश्वासी हैं, जिसे सगुण-निर्गुण नाम दिया जा सकता है। जिसके कोई गुण

भारत के सब संप्रदाय एक अन्य विषय पर भी एकमत हैं, वह है—ईश्वर का अस्तित्व। इसमें संदेह नहीं कि ईश्वर के बारे में सभी संप्रदायों की धारणा भिन्न-भिन्न है। द्वैतवादी सगुण, केवल सगुण ईश्वर पर ही विश्वास करते हैं। मैं यह सगुण शब्द तुम्हें कुछ और भी अच्छी तरह समझाना चाहता हूँ। इस सगुण के अर्थ से देहधारी, सिंहासन पर बैठे हुए संसार का शासन करनेवाले किसी पुरुष-विशेष से मतलब नहीं। सगुण अर्थ से गुणयुक्त समझाना चाहिए।

नहीं हैं। उसका किसी विशेषण द्वारा वर्णन करना असंभव है तथा अद्वैतवादी उसे 'सत्-चित्-आनंद' के सिवा कोई और विशेषण नहीं देना चाहते। शंकर ने ईश्वर को 'सच्चिदानंद' विशेषण से पुकारा है, परंतु उपनिषदों में ऋषियों ने इसके भी आगे बढ़कर कहा है, "नेता-नेति," अर्थात् "यह नहीं, यह नहीं"। इस विषय में सभी संप्रदाय एकमत हैं। अब मैं द्वैतवादियों के मत के पक्ष में कुछ कहूँगा। जैसा कि मैंने कहा है कि रामानुज को मैं भारत का प्रसिद्ध द्वैतवादी तथा वर्तमान समय के द्वैतवादी संप्रदायों का सबसे बड़ा प्रतिनिधि मानता हूँ। खेद की बात है कि हमारे बंगाल के लोग भारत के उन बड़े-बड़े धर्माचार्यों के विषय में, जिनका जन्म दूसरे प्रांतों में हुआ था, बहुत ही थोड़ा ज्ञान रखते हैं।

मुसलमानों के राज्यकाल में एक चैतन्य को छोड़कर बड़े-बड़े और सभी धार्मिक नेता दक्षिण भारत में पैदा हुए थे और इस समय दाक्षिणात्यों का ही मस्तिष्क वास्तव में भारत भर पर शासन कर रहा है। यहाँ तक कि चैतन्य भी उन्हीं संप्रदायों में से एक के माधवाचार्य के संप्रदाय के अनुयायी थे। अस्तु रामानुज के मतानुसार, नित्य पदार्थ तीन हैं—ईश्वर, जीवात्मा और प्रकृति।

मुसलमानों के राज्यकाल में एक चैतन्य को छोड़कर बड़े-बड़े और सभी धार्मिक नेता दक्षिण भारत में पैदा हुए थे और इस समय दाक्षिणात्यों का ही मस्तिष्क वास्तव में भारत भर पर शासन कर रहा है। यहाँ तक कि चैतन्य भी उन्हीं संप्रदायों में से एक के माधवाचार्य के संप्रदाय के अनुयायी थे। अस्तु रामानुज के मतानुसार, नित्य पदार्थ तीन हैं—ईश्वर, जीवात्मा और प्रकृति। सभी जीवात्माएँ नित्य हैं, परमात्मा के साथ उनका भेद सदैव बना रहेगा और उनकी स्वतंत्र सत्ता का कभी लोप नहीं होगा। रामानुज कहते हैं, तुम्हारी आत्मा हमारी आत्मा से अनंत काल के लिए पृथक् रहेगी और यह प्रकृति भी चिरकाल तक पृथक् रूप से विद्यमान रहेगी, क्योंकि उसका अस्तित्व वैसे ही सत्य है, जैसे कि जीवात्मा और ईश्वर

का अस्तित्व। परमात्मा सर्वत्र अंतर्निहित और आत्मा का सारतत्त्व है। ईश्वर अंतर्यामी है और इसी अर्थ को लेकर रामानुज कहीं-कहीं परमात्मा को जीवात्मा से अभिन्न—जीवात्मा का सारभूत पदार्थ बनाते हैं और ये जीवात्माएँ प्रलय के समय, जबकि उनके मतानुसार सारी प्रकृति संकुचित अवस्था को प्राप्त होती हैं, संकुचित हो जाती हैं और कुछ काल तक उसी संकुचित तथा सूक्ष्म अवस्था में रहती हैं। और दूसरे कल्प के आरंभ में वे अपने पिछले कर्मों के अनुसार फिर विकास पाती हैं और अपना कर्मफल भोगती हैं। रामानुज का मत है कि जिस कर्म से आत्मा की स्वाभाविक पवित्रता और पूर्णता का संकोच हो, वही अशुभ है और जिससे उसका विकास हो, वह शुभ कर्म। जो कुछ आत्मा के विकास में सहायता पहुँचाए, वह अच्छा है और जो कुछ उसे संकुचित करे, वह बुरा। और इसी तरह आत्मा की प्रगति हो रही है, कभी तो यह संकुचित हो रही है और कभी विकसित। अंत में ईश्वर के अनुग्रह से उसे मुक्ति मिलती है। रामानुज कहते हैं, जो शुद्ध-स्वभाव हैं और अनुग्रह के लिए प्रयत्नशील हैं, वे ही उसे पाते हैं।

श्रुति में एक प्रसिद्ध वाक्य है—"आहारशुद्धौ सत्त्वशुद्धिः सत्त्वशुद्धौ ध्रुवा स्मृतिः"—"जब आहार शुद्ध होता है, तब सत्त्व भी शुद्ध हो जाता है और सत्त्व शुद्ध होने पर स्मृति अर्थात् ईश्वर-स्मरण (अद्वैतवादियों के लिए स्वकीय पूर्णता की स्मृति) ध्रुव, अचल एवं स्थायी हो जाता है।"

श्रुति में एक प्रसिद्ध वाक्य है—"*आहारशुद्धौ सत्त्वशुद्धिः सत्त्वशुद्धौ ध्रुवा स्मृतिः*"—"जब आहार शुद्ध होता है, तब सत्त्व भी शुद्ध हो जाता है और सत्त्व शुद्ध होने पर स्मृति अर्थात् ईश्वर-स्मरण (अद्वैतवादियों के लिए स्वकीय पूर्णता की स्मृति) ध्रुव, अचल एवं स्थायी हो जाता है।" इस वाक्य को लेकर भाष्यकारों में घनघोर विवाद हुआ है। पहली बात तो यह है कि इस 'सत्त्व' शब्द का क्या अर्थ है? हम लोग जानते हैं, सांख्य के अनुसार, इस विषय को हमारे सभी दर्शन-संप्रदायों ने स्वीकार किया है कि इस देह का निर्माण तीन प्रकार के उपादानों से हुआ है, गुणों से नहीं।

साधारण मनुष्यों की यह धारणा है कि सत्त्व, रज और तम तीनों गुण हैं, परंतु वास्तव में वे गुण नहीं, वे संसार के उपादान-कारण स्वरूप हैं और आहार शुद्ध होने पर यह सत्त्व पदार्थ निर्मल हो जाता है। शुद्ध सत्त्व को प्राप्त करना ही वेदांत का एकमात्र उपदेश है। मैंने तुमसे पहले भी कहा है कि जीवात्मा स्वभावत: पूर्ण और शुद्धस्वरूप है तथा वेदांत के मत में वह रज एवं तम दो पदार्थों से ढका हुआ है। सत्त्व पदार्थ अत्यंत प्रकाश स्वभाव है और उसके भीतर से आत्मा की ज्योति जगमगाती हुई स्वच्छंदतापूर्वक उसी प्रकार निकलती है, जिस प्रकार शीशे के भीतर से आलोक। अतएव यदि रज व तम पदार्थ दूर हो जाएँ, केवल सत्त्व रह जाए तो आत्मा की शक्ति एवं पवित्रता प्रकाशित हो जाएगी और वह अपने को पहले से अधिक वयक्त कर सकेगी।

अत: यह सत्त्वप्राप्ति अत्यंत आवश्यक है और श्रुति कहती है, "आहार शुद्ध होने पर सत्त्व शुद्ध होता है।" रामानुज ने 'आहार' शब्द को भोज्य पदार्थ के अर्थ में ग्रहण किया है और उन्होंने इसे अपने दर्शन के अंगों में से एक मुख्य अंग माना है। इतना ही नहीं, इसका प्रभाव संपूर्ण भारत पर और भिन्न-भिन्न संप्रदायों पर पड़ा है। अतएव हमारे लिए इसका अर्थ समझ लेना अत्यावश्यक है, क्योंकि रामानुज के मत से यह आहार शुद्धि हमारे जीवन का एक मुख्य अवलंब है। आहार किन कारणों से दूषित होता है? रामानुज का कथन है कि तीन प्रकार के दोषों से खाद्य पदार्थ दूषित हो जाता है। प्रथम है जाति दोष, अर्थात् भोज्य पदार्थों की जाति में प्रकृतिगत दोष, जैसे कि लहसुन, प्याज और इसी प्रकार के अन्यान्य पदार्थों की गंध। दूसरा है आश्रय दोष, अर्थात् जिस पदार्थ को कोई दूसरा छू लेता है। मैंने स्वयं भारत के

यह सत्त्वप्राप्ति अत्यंत आवश्यक है और श्रुति कहती है, "आहार शुद्ध होने पर सत्त्व शुद्ध होता है।" रामानुज ने 'आहार' शब्द को भोज्य पदार्थ के अर्थ में ग्रहण किया है और उन्होंने इसे अपने दर्शन के अंगों में से एक मुख्य अंग माना है। इतना ही नहीं, इसका प्रभाव संपूर्ण भारत पर और भिन्न-भिन्न संप्रदायों पर पड़ा है।

बड़े-बड़े अनेक महात्माओं को उनके जीवनकाल में दृढ़तापूर्वक इस नियम का पालन करते हुए देखा है। और हाँ, भोजन देनेवाले के—यहाँ तक कि यदि किसी के यहाँ कभी भोजन हुआ हो तो इसके भी गुण-दोषों के समझ लेने की उनमें यथेष्ट शक्ति थी और वह मैंने अपने जीवन में एक बार नहीं, सैकड़ों बार प्रत्यक्ष अनुभव किया है। तीसरा है निमित्त दोष, भोज्य पदार्थों में बाल, कीड़े या धूल पड़ जाने से निमित्त दोष होता है। हमें इस समय इस उपर्युक्त दोष से बचने की विशेष चेष्टा करनी चाहिए। भारत पर इसका अत्यधिक प्रभाव है। यदि वह भोजन किया जाए, जो इन तीनों प्रकार के दोषों से मुक्त है तो अवश्य ही सत्त्वशुद्धि होगी। अगर ऐसा ही है तो धर्म तो बाएँ हाथ का खेल हो गया। अगर पाक-साफ भोजन ही से धर्म होता हो तो फिर हरेक मनुष्य धर्मात्मा बन सकता है। जहाँ तक मेरा खयाल है, इस संसार में ऐसा कमजोर या असमर्थ कोई भी न होगा, जो अपने को इन बुराइयों से न बचा सके। अस्तु शंकराचार्य कहते हैं, "'आहार' शब्द का अर्थ है, इंद्रियों द्वारा मन में विचारों का समावेश, आहरण होना या आना। जब मन निर्मल होता है, तब सत्त्व भी निर्मल हो जाता है, किंतु इसके पहले नहीं। तुम्हें जो रुचे, वही भोजन कर सकते हो। अगर केवल खाद्य पदार्थ ही सत्त्व को मलमुक्त करता है तो बंदर को जिंदगी भर दूध-भात खिलाओ, देखें तो यह एक बड़ा योगी होता है या नहीं? अगर ऐसा ही होता तो गाएँ और हिरन सब योगी हो गए होते।" एक उक्ति प्रसिद्ध है—

भारत पर इसका अत्यधिक प्रभाव है। यदि वह भोजन किया जाए, जो इन तीनों प्रकार के दोषों से मुक्त है तो अवश्य ही सत्त्वशुद्धि होगी। अगर ऐसा ही है तो धर्म तो बाएँ हाथ का खेल हो गया। अगर पाक-साफ भोजन ही से धर्म होता हो तो फिर हरेक मनुष्य धर्मात्मा बन सकता है।

नित नहाने से हरि मिले तो जल जंतु होई।
फल मूल खाके हरि मिलत तो बाँदुड़ बाँदराई।
तृण खाकर हरि मिलें, तो बहुत मृगी अजा।

"यदि नहाने से भगवान् मिलते तो पानी के अंदर रहनेवाले जानवरों, मछली, मगरमच्छ इत्यादि को भी भगवान् मिल जाते। कोई कहे कि मैं तो अन्न नहीं खाता हूँ, मैं तो केवल फल ही खाता हूँ। यदि फल खाने से भगवान् मिल जाते तो पक्षी, बंदर आदि जो केवल फल ही खाते हैं, उन्हें भी भगवान् मिल जाते, लेकिन ऐसा नहीं है। यदि घास-पत्ते खाने से भगवान् मिलते तो बकरी, जो केवल पत्ते खाती है या हिरन जो केवल घास खाता है, उसे भी भगवान् मिल जाते।"

> *यदि नहाने से भगवान् मिलते तो पानी के अंदर रहनेवाले जानवरों, मछली, मगरमच्छ इत्यादि को भी भगवान् मिल जाते। कोई कहे कि मैं तो अन्न नहीं खाता हूँ, मैं तो केवल फल ही खाता हूँ। यदि फल खाने से भगवान् मिल जाते तो पक्षी, बंदर आदि जो केवल फल ही खाते हैं, उन्हें भी भगवान् मिल जाते, लेकिन ऐसा नहीं है।*

परंतु इस समस्या का समाधान क्या है? आवश्यक दोनों ही हैं। इसमें संदेह नहीं कि आहार के संबंध में शंकराचार्य का सिद्धांत मुख्य है; परंतु यह भी सत्य है कि शुद्ध भोजन से शुद्ध विचार होने में सहायता मिलती है। दोनों का एक-दूसरे से घनिष्ठ संबंध है। दोनों आवश्यक हैं; परंतु त्रुटि यही है कि आजकल हम भारतवासी शंकराचार्य का उपदेश भूल गए हैं। हम लोगों ने आहार का अर्थ शुद्ध भोजन मान लिया है। यही कारण है कि जब लोग मुझे यह कहते हुए सुनते हैं कि धर्म अब रसोई में घुस गया है, तब वे मुझ पर बिगड़ उठते हैं, परंतु यदि मेरे साथ तुम मद्रास चलते तो मेरे वाक्यों को स्वीकार कर लेते। बंगाली उनसे अच्छे हैं। मद्रास में किसी उच्च वर्ण के मनुष्य के भोजन पर यदि किसी नीच जाति की दृष्टि पड़ गई तो वह भोजन फेंक दिया जाता है। परंतु इतने पर भी मैंने नहीं देखा कि वहाँ के लोग उन्नत हो गए। यदि केवल इस प्रकार या उस प्रकार का भोजन करने ही से और उसे इसकी-उसकी दृष्टि बचाने ही से लोग सिद्ध हो जाते तो तुम देखते कि सभी मद्रासी सिद्ध-महात्मा हो गए होते, परंतु वे वैसे नहीं हैं।

आजकल भोजन और वर्णाश्रम धर्म के संबंध में बड़ा शोरगुल उठ रहा है और बंगाली तो इन्हें लेकर और भी लगा फोड़ रहे हैं। तुममें से हरेक से मेरा प्रश्न है कि तुम वर्णाश्रम के संबंध में क्या जानते हो? इस समय इस देश में चातुर्वर्ण्य विभाग कहाँ है? मेरे प्रश्नों के उत्तर भी दो। मैं तो वर्णचतुष्ट्य नहीं देखता। जिस प्रकार हमारे बंगालियों की कहावत है कि 'बिना सिर के सिरदर्द होता है', उसी प्रकार यहाँ तुम वर्णाश्रम विभाग की चर्चा करना चाहते हो। यहाँ अब चार जातियों का वास नहीं है। मैं केवल ब्राह्मण और शूद्र देखता हूँ। यदि क्षत्रिय और वैश्य हैं तो वे कहाँ हैं? और हे ब्राह्मणों, क्यों तुम उन्हें हिंदू धर्म के नियमानुसार यज्ञोपवीत धारण करने की आज्ञा नहीं देते? क्यों तुम उन्हें वेद नहीं पढ़ाते, जो हरेक हिंदू को पढ़ना चाहिए? और यदि वैश्य अर्थात् क्षत्रिय न रहें, किंतु केवल ब्राह्मण और शूद्र ही रहें तो शास्त्रानुसार ब्राह्मणों को उस देश में कदापि नहीं रहना चाहिए, जहाँ केवल शूद्र हों; अतएव अपना बोरिया-बँधना लेकर यहाँ से कूच कर जाओ। क्या तुम जानते हो, जो लोग म्लेच्छ-भोजन खाते हैं और म्लेच्छों के राज्य में बसते हैं, जैसे कि तुम गत हजार वर्षों से बस रहे हो, उनके लिए शास्त्रों में क्या आज्ञा है? क्या उसका प्रायश्चित्त तुम्हें मालूम है? प्रायश्चित्त है तुषानल—अर्थात् अपने ही हाथों अपनी देह जला देना। तुम आचार्य के आसन पर बैठना चाहते हो, परंतु कपटाचरण नहीं छोड़ते। यदि तुम्हें अपने शास्त्रों पर विश्वास है तो अपने को उसी प्रकार जला दो, जिस प्रकार उन पर ख्यातनाम ब्राह्मण ने, जो महावीर सिकंदर के साथ यूनान गए थे, म्लेच्छ का भोजन खा लेने के कारण तुषानल में अपना शरीर जला दिया था। यदि तुम ऐसा कर सके तो देखोगे, सारी जाति

आजकल भोजन और वर्णाश्रम धर्म के संबंध में बड़ा शोरगुल उठ रहा है और बंगाली तो इन्हें लेकर और भी लगा फोड़ रहे हैं। तुममें से हरेक से मेरा प्रश्न है कि तुम वर्णाश्रम के संबंध में क्या जानते हो? इस समय इस देश में चातुर्वर्ण्य विभाग कहाँ है? मेरे प्रश्नों के उत्तर भी दो। मैं तो वर्णचतुष्ट्य नहीं देखता।

तुम्हारे चरण चूमेगी। स्वयं तो तुम अपने शास्त्रों पर विश्वास नहीं करते और दूसरों का उन पर विश्वास कराना चाहते हो! अगर तुम समझते हो कि इस जमाने में वैसा नहीं कर सकते तो अपनी दुर्बलता स्वीकार करके दूसरों की भी दुर्बलता क्षमा करो, दूसरी जातियों को उन्नत करो, उसकी सहायता करो, उन्हें वेद पढ़ने दो, संसार के अन्य किन्हीं आर्यों के समकक्ष उन्हें भी आर्य बनने दो और हे बंगाल के ब्राह्मणो! तुम भी वैसे ही सदाशय आर्य बनो।

यह घृण्य वामाचार छोड़ो, जो देश का नाश कर रहा है। तुमने भारत के अन्यान्य भाग नहीं देखे। जब मैं देखता हूँ कि हमारे समाज में कितना वामाचार फैला हुआ है, तब अपनी संस्कृति के समस्त अहंकार के साथ यह (समाज) मेरी नजरों में अत्यंत गिरा हुआ स्थान मालूम होता है। इन वामाचार संप्रदायों ने मधुमक्खियों की तरह हमारे बंगाल के समाज को छा लिया है।

यह घृण्य वामाचार छोड़ो, जो देश का नाश कर रहा है। तुमने भारत के अन्यान्य भाग नहीं देखे। जब मैं देखता हूँ कि हमारे समाज में कितना वामाचार फैला हुआ है, तब अपनी संस्कृति के समस्त अहंकार के साथ यह (समाज) मेरी नजरों में अत्यंत गिरा हुआ स्थान मालूम होता है। इन वामाचार संप्रदायों ने मधुमक्खियों की तरह हमारे बंगाल के समाज को छा लिया है। वे ही, जो दिन में गरजकर आचार के संबंध में प्रचार करते हैं, रात को घोर पैशाचिक कृत्य करने से बाज नहीं आते और अति भयानक ग्रंथ समूह उनके समर्थक हैं। घोर दुष्कर्म करने का आदेश उन्हें ये शास्त्र देते हैं। तुम बंगालियों को यह विदित है। बंगालियों के शास्त्र वामाचार-तंत्र है। ऐसे ग्रंथ ढेरों प्रकाशित होते हैं, जिन्हें लेकर तुम अपनी संतानों के मन को विषाक्त करते हो, किंतु उन्हें श्रुतियों की शिक्षा नहीं देते। हे कलकत्तावासियो! क्या तुम्हें लज्जा नहीं आती कि अनुवाद सहित वामाचार-तंत्रों का यह वीभत्स संग्रह तुम्हारे बालकों एवं बालिकाओं के हाथ रखा जाए, उनका चित्त

विषाक्त हो और वे जन्म से यही धारणा लेकर पलें कि हिंदुओं के शास्त्र ये वामाचार ग्रंथ हैं। यदि तुम लज्जित हो तो अपने बच्चों से उन्हें अलग करो और उन्हें यथार्थ शास्त्र वेद, गीता, उपनिषद् पढ़ने दो।

भारत के द्वैतवादी संप्रदायों के अनुसार सभी जीवात्माएँ सदैव जीवात्मा ही रहेंगी। ईश्वर जगत् का निमित्त-कारण है और उसने पहले ही से अवस्थित उपादान-कारण से संसार की सृष्टि की। उधर अद्वैतवादियों के मत से ईश्वर संसार का निमित्त और उपादान दोनों कारण है। वह केवल स्रष्टा ही नहीं, किंतु उसने अपने ही से संसार का सृजन किया। यही अद्वैतवादियों का सिद्धांत है। कुछ अधकचरे द्वैतवादी संप्रदाय हैं, जिनका यह विश्वास है कि ईश्वर ने अपने ही भीतर से संसार की सृष्टि की और साथ ही वह विश्व से शाश्वत पृथक् भी है तथा हरेक वस्तु चिर काल के लिए उस जगन्नियंता के शाश्वत अधीन है। ऐसे भी संप्रदाय हैं, जो यह मानते हैं कि ईश्वर ने अपने को उपादान बनाकर इस जगत् का उत्पादन किया और जीव अंत में शांत-भाव छोड़कर अनंत होते हुए निर्वाण प्राप्त करेंगे, परंतु ये संप्रदाय लुप्त हो चुके हैं। अद्वैतवादियों का एक वह संप्रदाय, जिसे कि तुम वर्तमान भारत में देखते हो, शंकर का अनुगामी है। शंकर का मत यह है कि माया के माध्यम से देखने के कारण ही ईश्वर संसार का निमित्त और उपादान दोनों कारण है, किंतु वास्तव में नहीं। ईश्वर से यह जगत् नहीं बना, बल्कि यह जगत् है ही नहीं, केवल ईश्वर ही है—'ब्रह्म सत्यं जगन्मिथ्या'। अद्वैत वेदांत का यह मायावाद समझना अत्यंत कठिन है। हमारे दार्शनिक विषय का यह बहुत ही कठिन अंश है, इसकी पर्यालोचना करने के

भारत के द्वैतवादी संप्रदायों के अनुसार सभी जीवात्माएँ सदैव जीवात्मा ही रहेंगी। ईश्वर जगत् का निमित्त-कारण है और उसने पहले ही से अवस्थित उपादान-कारण से संसार की सृष्टि की। उधर अद्वैतवादियों के मत से ईश्वर संसार का निमित्त और उपादान दोनों कारण है। वह केवल स्रष्टा ही नहीं, किंतु उसने अपने ही से संसार का सृजन किया।

लिए अब समय नहीं है। तुममें जो पश्चिमी दर्शनों से परिचत हैं, वे जानते हैं कि इसका कुछ-कुछ अंश 'कांट' के दर्शन से मेल खाता है; परंतु जिन्होंने कांट पर लिखे हुए प्रोफेसर मैक्समूलर के निबंध पढ़े हैं, उन्हें मैं सावधान करता हूँ कि उनके निबंधों में एक बड़ी भारी भूल है। प्रोफेसर महोदय के मत में, जो देश, काल और निमित्त हमारे ज्ञान के प्रतिबंधक हैं, उन्हें पहले कांट ने आविष्कृत किया, परंतु वास्तव में उनके प्रथम आविष्कर्ता शंकर हैं। शंकर ने देश, काल और निमित्त को माया के साथ अभिन्न रखकर उनका वर्णन किया है। सौभाग्य से शंकर के भाष्यों में वैसे दो-एक स्थल मुझे मिल गए। उन्हें मैंने अपने मित्र प्रोफेसर महोदय के पास भेज दिया।

कांट के पहले भी यह तत्त्व भारत में अज्ञात नहीं था। अस्तु अद्वैत वेदांतियों का यह मायावाद विचित्र सिद्धांत है। उनके मत में सत्ता केवल ब्रह्म ही की है, यह जो भेद दृष्टिगोचर हो रहा है, वह केवल माया के कारण है। यह एकत्व, यह एकमेवाद्वितीयम् ब्रह्म ही हमारा चरम लक्ष्य है और यहीं पर भारतीय और पाश्चात्य विचारों का चिर द्वंद्व भी स्पष्ट है।

अत: कांट के पहले भी यह तत्त्व भारत में अज्ञात नहीं था। अस्तु अद्वैत वेदांतियों का यह मायावाद विचित्र सिद्धांत है। उनके मत में सत्ता केवल ब्रह्म ही की है, यह जो भेद दृष्टिगोचर हो रहा है, वह केवल माया के कारण है। यह एकत्व, यह एकमेवाद्वितीयम् ब्रह्म ही हमारा चरम लक्ष्य है और यहीं पर भारतीय और पाश्चात्य विचारों का चिर द्वंद्व भी स्पष्ट है। हजारों वर्षों से भारत ने मायावाद की घोषणा करते हुए संसार को चुनौती दी है और संसार की विभिन्न जातियों ने यह चुनौती स्वीकार भी की, जिसका फल यह हुआ कि वे पराभूत हो गई हैं और तुम जीवित हो। भारत की घोषणा यह है कि संसार भ्रम है, इंद्रजाल है, माया है, अर्थात् चाहे तुम मिट्टी से एक-एक दाना बीनकर भोजन करो या चाहे तुम्हारे लिए सोने की थाली में भोजन परोसा जाए, चाहे तुम महलों में रहो, चाहे कोई महाशक्तिशाली

महाराजाधिराज हो अथवा चाहे द्वार-द्वार का भिक्षुक, किंतु परिणाम सभी का एक है और वह है मृत्यु, गति सभी की एक है, सभी माया है। यही भारत की प्राचीन सूक्ति है। बारंबार भिन्न-भिन्न जातियाँ सिर उठाती और इसका खंडन करने की चेष्टा करती हैं। वे बढ़ती हैं, भोग-साधन को अपना ध्येय बनाती हैं, उनके हाथ में शक्ति आती है, वे पूर्णतया शक्ति का प्रयोग करती हैं; भोग की चरम सीमा को पहुँचती हैं और दूसरे ही क्षण वे विलुप्त हो जाती हैं। हम चिरकाल से खड़े हैं, क्योंकि हम देखते हैं कि हरेक वस्तु माया है। महामाया के बच्चे सदा बचे रहते हैं, परंतु भोग-रूपी अविद्या के लाड़ले देखते-ही-देखते कूच कर जाते हैं।

यहाँ एक दूसरे विषय में भी प्राच्य और पाश्चात्य विचार-प्रणाली में भेद है। जिस तरह तुम जर्मन दर्शन में हेगेल और शोपेनहॉवर के मत देखते हो, बिल्कुल इसी तरह के विचार प्राचीन भारत में भी मिलते हैं। परंतु हमारे सौभाग्य से हेगेलीय मतवाद का उन्मूलन उसकी अंकुर-दशा में ही हो गया था; हमारी जन्मभूमि में उसे बढ़ने और उसकी विषाक्त शाखा-प्रशाखाओं को फैलने नहीं दिया गया।

यहाँ एक दूसरे विषय में भी प्राच्य और पाश्चात्य विचार-प्रणाली में भेद है। जिस तरह तुम जर्मन दर्शन में हेगेल और शोपेनहॉवर के मत देखते हो, बिल्कुल इसी तरह के विचार प्राचीन भारत में भी मिलते हैं। परंतु हमारे सौभाग्य से हेगेलीय मतवाद का उन्मूलन उसकी अंकुर-दशा में ही हो गया था; हमारी जन्मभूमि में उसे बढ़ने और उसकी विषाक्त शाखा-प्रशाखाओं को फैलने नहीं दिया गया। हेगेल का एक मत यह है कि एकमात्र परम सत्ता अंधकारमय एवं विशृंखल है और साकार व्यष्टि उसकी अपेक्षा श्रेष्ठ है, अर्थात् अ-जगत् से (जगत् नहीं है, इस भाव से) जगत् (जगत् है, यह भाव) श्रेष्ठ है, मुक्ति से संसार श्रेष्ठ है। हेगेल का यही मूल भाव है, अतएव उनके मत में, तुम संसार में जितना ही अवगाहन करोगे, जितनी ही तुम्हारी जीवन के कर्मजालों से आवृत्त होगी, उतना ही तुम उन्नत

होगे। पश्चिमवाले कहते हैं कि क्या तुम देखते नहीं, हम कैसी बड़ी-बड़ी इमारतें उठाते हैं, सड़कें साफ रखते हैं, हर तरह के सुख भोगते हैं? इसके पीछे—प्रत्येक इंद्रियभोग के पीछे—दु:ख, वेदना, पैशाचिकता और घृणा-विद्वेष चाहे भले ही छिपे हों, किंतु उससे कोई हानि नहीं!

दूसरी ओर हमारे देश के दार्शनिक पहले ही ये घोषणा कर रहे हैं कि हरेक अभिव्यक्ति, जिसे तुम विकास कहते हो, उस अव्यक्त की अपने को व्यक्त करने की निरर्थक चेष्टा मात्र है। हे संसार के सर्वशक्तिशाली कारणस्वरूप! तुम छोटी-छोटी गड़हियों में अपना स्वरूप देखने का वृथा प्रयत्न करते हो! कुछ दिनों के लिए यह प्रयत्न करके तुम समझोगे कि यह व्यर्थ था और जहाँ से तुम आए हो, वहीं लौट चलने की ठानोगे। यही वैराग्य है और यहीं से धर्म का प्रारंभ होता है। बिना त्याग या वैराग्य के धर्म या नैतिकता का उदय कैसे हो सकता है? त्याग से ही धर्म का आरंभ होता है और त्याग में ही उसकी परिसमाप्ति। वेद कहते हैं, "त्याग करो, त्याग करो! इसके सिवा और दूसरा पथ नहीं है।" "मुक्ति न संतानों से होती है, न धन से, न यज्ञ से, वह अमृतत्व केवल त्याग से मिलता है।"

दूसरी ओर हमारे देश के दार्शनिक पहले ही ये घोषणा कर रहे हैं कि हरेक अभिव्यक्ति, जिसे तुम विकास कहते हो, उस अव्यक्त की अपने को व्यक्त करने की निरर्थक चेष्टा मात्र है। हे संसार के सर्वशक्तिशाली कारणस्वरूप! तुम छोटी-छोटी गड़हियों में अपना स्वरूप देखने का वृथा प्रयत्न करते हो!

यही भारत के सब शास्त्रों का आदेश है। यह सच है कि कितने ही राजा-महाराजाओं ने सिंहासन पर बैठे हुए भी संसार के बड़े-बड़े त्यागियों के सदृश जीवन निर्वाह किया है, परंतु जनक जैसे श्रेष्ठ त्यागी को भी कुछ काल के लिए संसार से संबंध छोड़ना पड़ा था। उनसे बड़ा त्यागी क्या और कोई था? परंतु इस समय सभी जनक कहलाना चाहते हैं? हाँ, वे जनक हैं—नंगे,

भूखे, अभागे बालकों के जनक। जनक शब्द उनके लिए केवल इसी अर्थ में आ सकता है। पूर्वकालीन जनक के समान उनमें ब्रह्मनिष्ठा नहीं है। ये हमारे आजकल के जनक हैं। इस जनकत्व की मात्रा जरा कम करके सीधे रास्ते पर आओ। यदि तुम त्याग कर सकते हो तो तुम्हें धर्म मिल सकता है। यदि तुम त्याग नहीं कर सकते तो तुम पूर्व से लेकर पश्चिम तक, सारे संसार में जितनी पुस्तकें हैं, उन्हें पढ़कर, समस्त पुस्तकालयों को निगलकर धुरंधर पंडित हो सकते हो, परंतु यदि तुम केवल उसी कर्मकांड में लगे रहे तो इस अमृतत्व की प्राप्ति होती है। त्याग ही महाशक्ति है। जिसके भीतर इस महाशक्ति का आविर्भाव होता है, वह और की तो बात ही क्या, विश्व की ओर नजर उठाकर नहीं देखता। तभी सारा ब्रह्मांड उसके निकट गाय के खुर से बनाए हुए गढ़े के समान नजर आता है—'ब्रह्माण्डं गोष्पदायते'।

त्याग ही भारत की पताका है। इसी पताका को समग्र जगत् में फहराकर, मरती हुई सभी जातियों को भारत यही एक शाश्वत विचार बारंबार प्रेषित कर उन्हें सब प्रकार के अत्याचारों एवं असाधुताओं के विरुद्ध सावधान कर रहा है। वह मानो, ललकारकर उनसे कह रहा है, "सावधान, त्याग के पथ का, शांति के पथ का अवलंबन करो, नहीं तो मर जाओगे!" ऐ हिंदुओ! इस त्याग की पताका को न छोड़ना। इसको और ऊँचा उठाओ। चाहे तुम दुर्बल भले ही हो और त्याग चाहे भले ही न कर सको, परंतु आदर्श को छोटा मत करो। हम दुर्बल हैं—हम संसार का त्याग नहीं कर सकते, परंतु ढोंग रचने के इरादे में मत रहो, शास्त्रों का गला घोंटकर धोखे की युक्तियाँ देते हुए

त्याग ही भारत की पताका है। इसी पताका को समग्र जगत् में फहराकर, मरती हुई सभी जातियों को भारत यही एक शाश्वत विचार बारंबार प्रेषित कर उन्हें सब प्रकार के अत्याचारों एवं असाधुताओं के विरुद्ध सावधान कर रहा है। वह मानो, ललकारकर उनसे कह रहा है, "सावधान, त्याग के पथ का, शांति के पथ का अवलंबन करो, नहीं तो मर जाओगे!"

अज्ञानी लोगों की आँखों में धूल मत झोंको। ऐसा मत करो, बल्कि मान लो कि हम दुर्बल हैं। कारण, यह त्याग का आदर्श अत्यंत महान् है। क्या हानि है, यदि लड़ाई में लाखों गिर जाएँ, पर दस सिपाही या केवल दो-एक ही वीर विजयी होकर लौटें! युद्ध में जिन लाखों को वीरगति मिलती है, वे सचमुच धन्य हैं, क्योंकि उनके शोणितरूपी मूल्य से विजय-लाभ होता है। एक को छोड़कर सारे वैदिक संप्रदायों ने इस त्याग को ही अपना एकमात्र आदर्श बनाया है। केवल बंबई प्रांत के वल्लभाचार्य संप्रदाय ने वैसा नहीं किया और तुममें से अनेक को विदित है कि जहाँ त्याग नहीं, वहाँ अंत में क्या दशा होती है। इस त्याग के आदर्श की रक्षा के लिए यदि हमें कट्टरता स्वीकार करनी पड़े, भस्ममंडित ऊर्ध्वबाहु जटाजूट धारियों को स्थान देना पड़े तो वह भी अच्छा है। कारण यद्यपि वे अस्वाभाविक हो सकते हैं, तथापि पुरुषत्व का लोप करनेवाली, जो विलासिता भारत में घुसकर हमारा खून पी रही है, सारी जाति को कपटाचरण की शिक्षा दे रही है, उस विलासिता के स्थान में त्याग का आदर्श रखकर समग्र जाति को सावधान करने के लिए वे हमारे लिए वांछनीय हैं। अतएव हमें थोड़ी त्याग-तपस्या चाहिए।

प्राचीन काल में भारत में त्याग ही की विजय थी, अब भी भारत में इसे विजय प्राप्त करनी है। यह त्याग भारत के आदर्शों में अब भी सर्वश्रेष्ठ और सर्वोच्च है। यह बुद्ध की भूमि, रामानुज की भूमि, श्रीरामकृष्ण की भूमि, त्याग की भूमि, यह भूमि जहाँ प्राचीन काल से कर्मकांड के विरुद्ध प्रतिवाद किया गया और जहाँ आज भी ऐसे सैकड़ों महापुरुष हैं, जिन्होंने सब विषयों का त्याग कर दिया और जीवन मुक्त बन बैठे हैं, क्या वह भूमि अपने आदर्श को छोड़ देगी?

प्राचीन काल में भारत में त्याग ही की विजय थी, अब भी भारत में इसे विजय प्राप्त करनी है। यह त्याग भारत के आदर्शों में अब भी सर्वश्रेष्ठ और सर्वोच्च है। यह बुद्ध की भूमि, रामानुज की भूमि, श्रीरामकृष्ण की भूमि, त्याग

की भूमि, यह भूमि जहाँ प्राचीन काल से कर्मकांड के विरुद्ध प्रतिवाद किया गया और जहाँ आज भी ऐसे सैकड़ों महापुरुष हैं, जिन्होंने सब विषयों का त्याग कर दिया और जीवन मुक्त बन बैठे हैं, क्या वह भूमि अपने आदर्श को छोड़ देगी? कदापि नहीं। यहाँ ऐसे मनुष्य रह सकते हैं, जिनका मस्तिष्क पश्चिमी विलासिता के आदर्श से विकृत हो गया है, यहाँ ऐसे हजारों नहीं, लाखों मनुष्य रह सकते हैं, जो विलास-मद में चूर हो रहे हैं, जो पश्चिम के शाप में, इंद्रिय-परतंत्रता में, संसार के शाप में डूबे हुए हैं, किंतु इतने पर भी हमारी मातृभूमि में हजारों ऐसे भी होंगे, धर्म जिनके लिए शाश्वत सत्य है और जो जरूरत पड़ने पर फलाफल का विचार किए बिना ही सबकुछ त्याग देने के लिए सदा तैयार हो जाएँगे।

हमारे इन सब संप्रदायों में एक और सामान्य आदर्श है। उसको भी मैं तुम्हारे सम्मुख रखना चहता हूँ। यह भी एक व्यापक विषय है। यह अद्वितीय विचार केवल भारत में ही विशेष रूप से पाया जाता है कि धर्म का साक्षात्कार करना चाहिए। नायमात्मा प्रवचनेन लभ्यो न मेधया न बहुना श्रुतेन—"इस आत्मा को न कोई बाहुबल से प्राप्त कर सकता है, न बुद्धि-कौशल से और न अधिक शास्त्राध्ययन से।"

हमारे इन सब संप्रदायों में एक और सामान्य आदर्श है। उसको भी मैं तुम्हारे सम्मुख रखना चहता हूँ। यह भी एक व्यापक विषय है। यह अद्वितीय विचार केवल भारत में ही विशेष रूप से पाया जाता है कि धर्म का साक्षात्कार करना चाहिए। *नायमात्मा प्रवचनेन लभ्यो न मेधया न बहुना श्रुतेन*—"इस आत्मा को न कोई बाहुबल से प्राप्त कर सकता है, न बुद्धि-कौशल से और न अधिक शास्त्राध्ययन से।" इतना ही नहीं, संसार में केवल हमारे ही शास्त्र ऐसे हैं, जो घोषणा करते हैं कि आत्मा को कोई न तो शास्त्रों का पाठ करके प्राप्त कर सकता है, न वार्त्ता से और न व्याख्यान ही की बदौलत, किंतु इसका साक्षात्कार होना चाहिए। वह गुरु से शिष्य को मिलता है। जब शिष्य में

अंतर्दृष्टि होती है, तब उसे हरेक वस्तु का स्पष्ट बोध हो जाता है और इस तरह वह प्रत्यक्ष अनुभव करने में समर्थ होता है।

एक बात और है। बंगाल में एक अद्‍भुत रीति का प्रचलन है। वह है, कुलगुरु की प्रथा। वह यह कि "मेरा बाप तुम्हारा गुरु था, अब मैं तुम्हारा गुरु बनूँगा। मेरा बाप तुम्हारे बाप का गुरु था, इसलिए मैं तुम्हारा गुरु हूँ!" गुरु किसको कहना चाहिए, इस संबंध में श्रुतिसम्मत अर्थ यह है—गुरु वे हैं, जो वेदों का रहस्य समझते हैं, कोई किताबी कीड़ा नहीं, वैयाकरण नहीं, बड़े पंडित नहीं, किंतु वे, जिन्हें वेदों के यथार्थ तात्पर्य का ज्ञान है। पंडितों की अवस्था तो इस प्रकार है—*यथा खरश्चन्दर भारवाही भारस्य वेत्ता न तु चन्दनस्य*—"जिस प्रकार चंदन का भार ढोनेवाला गधा केवल चंदन के भार को ही जानता है, परंतु उसके मूल्यवान गुणों को नहीं।" ऐसे मनुष्यों की हमें आवश्यकता नहीं। यदि उन्होंने स्वयं धर्मोपलब्धि नहीं की तो वे हमें कौन बड़ी शिक्षा दे सकते हैं? जब मैं इस कलकत्ता शहर में एक बालक था, तब धर्म की शिक्षा के लिए जहाँ-तहाँ जाया करता था और एक लंबा व्याख्यान सुनकर वक्ता महोदय से पूछता था कि क्या आपने परमात्मा को देखा है, तो ईश्वर-दर्शन के नाम से ही उनके आश्चर्य का ठिकाना न रहता। और एकमात्र श्रीरामकृष्ण ही थे, जिन्होंने मुझसे कहा, "हाँ, हमने ईश्वर को देखा है।" उन्होंने केवल इतना ही नहीं, किंतु यह भी कहा, "हम तुम्हें भी ईश्वर-दर्शन के मार्ग पर ला सकते हैं।" शास्त्रों के पाठ को तोड़-मरोड़कर यथेष्ट अर्थ जान लेने से ही कोई गुरु नहीं हो जाता।

गुरु वे हैं, जो वेदों का रहस्य समझते हैं, कोई किताबी कीड़ा नहीं, वैयाकरण नहीं, बड़े पंडित नहीं, किंतु वे, जिन्हें वेदों के यथार्थ तात्पर्य का ज्ञान है। पंडितों की अवस्था तो इस प्रकार है—यथा खरश्चन्दर भारवाही भारस्य वेत्ता न तु चन्दनस्य—"जिस प्रकार चंदन का भार ढोनेवाला गधा केवल चंदन के भार को ही जानता है, परंतु उसके मूल्यवान गुणों को नहीं।"

वाग्वैखरी शब्दझरी शास्त्रव्याख्यानकौशनम्।
वैदुष्यं विदुषां तद्धत् भुक्तये न तु मुक्तये॥

"हर तरह से शास्त्रों की व्याख्या कर लेने का कौशल केवल पंडितों के मनोरंजन के लिए है, मुक्ति के लिए नहीं।"

जो 'श्रोत्रिय' हैं—वेदों का रहस्य समझते हैं, जो 'अवृजिन' है—निष्पाप हैं, जो 'अकामहत' हैं, जिन्हें काम छू भी नहीं पाया है, जो तुम्हें शिक्षा देकर तुमसे अर्थप्राप्ति की आशा नहीं रखते, वे ही संत हैं, वे ही साधु हैं। जिस प्रकार वसंत आकर हरेक पेड़-पौधे को पत्तियों और कलियों से हरा-भरा कर देता है, परंतु पौधे से प्रतिदान नहीं माँगता, क्योंकि भलाई करना उसका स्वाभाविक धर्म है, उसी प्रकार वे आते हैं।

जो 'श्रोत्रिय' हैं—वेदों का रहस्य समझते हैं, जो 'अवृजिन' है—निष्पाप हैं, जो 'अकामहत' हैं, जिन्हें काम छू भी नहीं पाया है, जो तुम्हें शिक्षा देकर तुमसे अर्थप्राप्ति की आशा नहीं रखते, वे ही संत हैं, वे ही साधु हैं। जिस प्रकार वसंत आकर हरेक पेड़-पौधे को पत्तियों और कलियों से हरा-भरा कर देता है, परंतु पौधे से प्रतिदान नहीं माँगता, क्योंकि भलाई करना उसका स्वाभाविक धर्म है, उसी प्रकार वे आते हैं।

तीर्णाः स्वयं भीमभवार्णवं जनाः अहेतुनान्यानपि तारयन्तः।

"वे इस भीषण भवसागर के उस पार स्वयं भी चले गए हैं तथा बिना किसी लाभ की आशा किए दूसरों को भी पार करते हैं!" ऐसे ही मनुष्य गुरु हैं और ध्यान रखो, दूसरा कोई गुरु नहीं कहा जा सकता। क्योंकि—

अविद्यायामन्तरे वर्तमानाः स्वयं धीराः पण्डितम्मन्यमानाः।
जड्डन्यमानाः पारयन्ति मूढा अन्धेनैव नीयमाना यथान्धाः।।

"अविद्या के अंधकार में डूबे हुए भी अपने को अहंकारवश सुधी और महापंडित समझनेवाले ये मूर्ख दूसरों की सहायता करना चाहते है, परंतु ये कुटिल मार्ग में ही भ्रमण किया करते हैं। अंधे का हाथ पकड़कर चलनेवाले

अंधे की तरह से गुरु और शिष्य दोनों ही गड्ढे में गिरते हैं।"

यही वेदों की उक्ति है। इस उक्ति को अपनी वर्तमान प्रथा से मिलाओ। तुम वेदांती हो, तुम सच्चे हिंदू हो, तुम परंपरानिष्ठ धर्म के माननेवाले हो। मैं तुम्हें और भी सच्चा परंपरानिष्ठ धर्मी बनाना चाहता हूँ। तुम सनातन मार्ग का जितना ही अवलंबन करोगे, उतने ही बुद्धिमान बनोगे और जितना ही तुम आजकल की कट्टरता के फेर में पड़ोगे, उतने ही तुम मूर्ख बनोगे। तुम अपने उसी अति प्राचीन सनातन पथ से चलो, क्योंकि उस समय के शास्त्रों के हरेक शब्द में सबल, स्थिर और निष्कपट हृदय की छाप लगी हुई है; उसका हरेक स्वर अमोघ है। इसके बाद राष्ट्र का पतन शुरू हुआ—शिल्प में, विज्ञान में, धर्म में, हरेक विषय में राष्ट्रीय अवनति का आरंभ हो गया। उसके कारणों पर विचार-विमर्श करने का अब अवकाश नहीं है, परंतु अवनति के काल में जो पुस्तकें लिखी गई हैं, उन सबमें इसी व्याधि और राष्ट्रीय पतन के प्रमाण मिलते हैं। राष्ट्रीय ओज के बदले उनसे केवल रोने की आवाज सुनाई पड़ती है। जाओ-जाओ, उस प्राचीन समय के भाव लाओ, जब राष्ट्रीय शरीर में वीर्य और जीवन था। तुम फिर वीर्यवान बनो, उसी प्राचीन झरने का पानी पिओ—भारत को पुनर्जीवित करने का एकमात्र उपाय अब यही है।

यही वेदों की उक्ति है। इस उक्ति को अपनी वर्तमान प्रथा से मिलाओ। तुम वेदांती हो, तुम सच्चे हिंदू हो, तुम परंपरानिष्ठ धर्म के माननेवाले हो। मैं तुम्हें और भी सच्चा परंपरानिष्ठ धर्मी बनाना चाहता हूँ। तुम सनातन मार्ग का जितना ही अवलंबन करोगे, उतने ही बुद्धिमान बनोगे और जितना ही तुम आजकल की कट्टरता के फेर में पड़ोगे, उतने ही तुम मूर्ख बनोगे।

अद्वैतवादियों के मत में हम लोगों का व्यक्तित्व, जो इस समय विद्यमान है, भ्रम मात्र है। समग्र संसार के लिए इस बात को ग्रहण कर पाना बहुत ही कठिन रहा है। जैसे ही तुम किसी से कहो कि वह 'व्यक्ति' नहीं है, वह इतना

डर जाता है कि उसका अपना व्यक्तित्व चाहे वह कैसा ही क्यों न हो, मिट जाएगा। परंतु अद्वैतवादी कहते हैं कि व्यक्तित्व जैसी वस्तु कभी रहती ही नहीं। तुम जीवन में प्रति पल परिवर्तित हो रहे हो। कभी तुम बालक थे, तब तुम एक तरह विचार करते थे, इस समय तुम युवक हो, अब दूसरी ही तरह के विचार करते हो और जब तुम वृद्ध हो जाओगे, तब दूसरी ही तरह सोचोगे। हरेक व्यक्ति परिवर्तित हो रहा है। यदि यह सच है तो तुम्हारा निजी व्यक्तित्व कहाँ रह गया। यह 'मैं-पन' या निजी व्यक्तित्व न शरीर के संबंध में रह जाता है न मन के संबंध में और न विचारों के संबंध में। इनके परे वह आत्मा ही है। अद्वैतवादी कहते हैं, यह आत्मा स्वयं ब्रह्म है, दो अनंत कदापि नहीं रह सकते। केवल एक ही व्यक्ति है, जो अनंतस्वरूप है।

सच तो यह है कि हम विचारशील प्राणी हैं, अतः हम तर्क का सहारा लेना चाहते हैं। अच्छा, तो तर्क या युक्ति है क्या चीज ? वह है न्यूनाधिक वर्गीकरण, पदार्थों को क्रमशः ऊँची-से-ऊँची श्रेणी में अंतर्भूत कर अंत में किसी ऐसी जगह पर पहुँचाना, जिसके ऊपर फिर उनकी गति न हो। किसी ससीम वस्तु को चिर विश्राम तभी मिल सकता है, जब वह असीम की श्रेणी तक पहुँचाई जाएगी।

सच तो यह है कि हम विचारशील प्राणी हैं, अतः हम तर्क का सहारा लेना चाहते हैं। अच्छा, तो तर्क या युक्ति है क्या चीज ? वह है न्यूनाधिक वर्गीकरण, पदार्थों को क्रमशः ऊँची-से-ऊँची श्रेणी में अंतर्भूत कर अंत में किसी ऐसी जगह पर पहुँचाना, जिसके ऊपर फिर उनकी गति न हो। किसी ससीम वस्तु को चिर विश्राम तभी मिल सकता है, जब वह असीम की श्रेणी तक पहुँचाई जाएगी। किसी ससीम वस्तु को लेकर तुम उसका विश्लेषण करते रहो, परंतु जब तक उसे चरम श्रेणी में या अनंत तक नहीं पहुँचाते, तब तक तुम्हें शांति नहीं मिल सकती और अद्वैतवादी कहते हैं, अस्तित्व केवल इसी अनंत का है एवं सब माया है, किसी की कोई तात्त्विक सत्ता नहीं। कोई भी जड़ वस्तु क्यों न हो, उसमें

जो यथार्थ सत्ता है, वह यही ब्रह्म है। ये सभी ब्रह्म हैं और नामरूप आदि जितने हैं, सब माया है। नाम और रूप हटा दो तो तुम और हम सब एक हो जाएँगे। तुम्हें इस 'अहम्' (मैं) शब्द को अच्छी तरह समझना चाहिए। प्राय: लोग कहते हैं, "यदि मैं ब्रह्म हूँ तो जो मेरे जी में आया, उसे मैं क्यों नहीं कर सकता?" यहाँ इस शब्द का व्यवहार दूसरे ही अर्थ में किया जा सकता है। जब तुम अपने को बद्ध समझ रहे हो, तब तुम आत्मस्वरूप ब्रह्म, जिसे कोई अभाव नहीं, जो अंतर्ज्योति है, नहीं रह गए। वह अंतराराम है, आत्मतृप्त है। वह कुछ भी नहीं चाहता, उसमें कोई कामना नहीं है, वह संपूर्ण निर्भय और संपूर्ण स्वाधीन है। वही ब्रह्म है। उसी ब्रह्मस्वरूप में हम सभी एक हैं।

द्वैतवादियों और अद्वैतवादियों में यह बड़ा अंतर प्रतीत होता है। तुम देखोगे कि शंकराचार्य जैसे बड़े-बड़े भाष्यकारों ने भी अपने मत की पुष्टि के लिए जगह-जगह पर शास्त्रों का ऐसा अर्थ किया है, जो मेरी समझ में समीचीन नहीं। रामानुज ने भी कहीं-कहीं शास्त्रों का ऐसे ढंग से अर्थ किया है कि वह साफ समझ में नहीं आता।

अत: द्वैतवादियों और अद्वैतवादियों में यह बड़ा अंतर प्रतीत होता है। तुम देखोगे कि शंकराचार्य जैसे बड़े-बड़े भाष्यकारों ने भी अपने मत की पुष्टि के लिए जगह-जगह पर शास्त्रों का ऐसा अर्थ किया है, जो मेरी समझ में समीचीन नहीं। रामानुज ने भी कहीं-कहीं शास्त्रों का ऐसे ढंग से अर्थ किया है कि वह साफ समझ में नहीं आता। हमारे पंडितों तक की यह धारणा है कि इतने संप्रदायों में से एक ही संप्रदाय सत्य है, बाकी सब झूठे हैं, यद्यपि उन्होंने श्रुतियों में देखा है—*एकं सद्विप्रा बहुधा वदन्ति*—"सत्ता एक ही है, परंतु मुनियों ने भिन्न-भिन्न नामों से उसका वर्णन किया है और इस अत्यंत अद्भुत भाव को हमें सारी दुनिया को देना है। हमारे जातीय जीवन का मूलमंत्र यही है और *एकं सद्विप्रा बहुधा वदन्ति*—इस मूलमंत्र को चरितार्थ करने में ही हमारी जाति के समग्र जीवन की समस्या का समाधान है। भारत में कुछ थोड़े से

ज्ञानियों के अतिरिक्त मेरा मतलब है, बहुत कम आध्यात्मिक व्यक्तियों को छोड़कर हम सब सर्वदा ही इस तत्त्व को भूल जाते हैं। हम इस महान् तत्त्व को सदा भूल जाते हैं और तुम देखोगे कि अधिकांश पंडित, लगभग 96 फीसदी, इस मत के पोषक हैं कि या तो अद्वैतवाद सत्य है अथवा विशिष्टाद्वैतवाद अथवा द्वैतवाद; और यदि तुम पाँच मिनट के लिए वाराणसी धाम के किसी घाट पर जाकर बैठो तो तुम्हें मेरी बात का प्रत्यक्ष प्रमाण मिल जाएगा। तुम देखोगे कि इन भिन्न-भिन्न संप्रदायों का मत लेकर लोग निरंतर लड़-झगड़ रहे हैं।

हमारे समाज और पंडितों की ऐसी ही दशा है। इस परिस्थिति में एक ऐसे महापुरुष का आविर्भाव हुआ, जिनका जीवन उस सामंजस्य की व्याख्या था, जो भारत के सभी संप्रदायों का आधारस्वरूप था और जिसको उन्होंने कार्यरूप में परिणत कर दिखाया। इस महापुरुष से मेरा मतलब श्रीरामकृष्णदेव से है। उनके जीवन से ही यह बात स्पष्ट हो जाती है कि ये दोनों मत आवश्यक हैं। ये गणित-ज्योतिष के भूकेंद्रिक और सूर्यकेंद्रिक मतों की तरह हैं। जब बालक को ज्योतिष की शिक्षा दी जाती है, तब उसे भूकेंद्रिक मत ही पहले सिखाया जाता है और वह ज्योतिष विज्ञान के प्रश्नों को भूकेंद्रिक सिद्धांत पर घटित करता है। परंतु जब वह ज्योतिष के सूक्ष्मातिसूक्ष्म तत्त्वों का अध्ययन करता है, तब सूर्यकेंद्रिक मत की शिक्षा उसके लिए आवश्यक हो जाती है एवं वह पहले से और अच्छा समझता है। पंचेंद्रियों में फँसा हुआ जीव स्वभावतः द्वैतवादी होता है। जब तक हम पंचेंद्रियों में पड़े हैं, तब तक हम सगुण ईश्वर

हमारे समाज और पंडितों की ऐसी ही दशा है। इस परिस्थिति में एक ऐसे महापुरुष का आविर्भाव हुआ, जिनका जीवन उस सामंजस्य की व्याख्या था, जो भारत के सभी संप्रदायों का आधारस्वरूप था और जिसको उन्होंने कार्यरूप में परिणत कर दिखाया। इस महापुरुष से मेरा मतलब श्रीरामकृष्णदेव से है। उनके जीवन से ही यह बात स्पष्ट हो जाती है कि ये दोनों मत आवश्यक हैं।

ही देख सकते हैं—सगुण ईश्वर के सिवा और दूसरा भाव हम नहीं देख सकते। हम संसार को ठीक इसी रूप में देखेंगे। रामानुज कहते हैं, "जब तक तुम अपने को देह, मन या जीव सोचोगे, तब तक तुम्हारे ज्ञान की हरेक क्रिया में जीव, जगत् और इन दोनों के कारणस्वरूप वस्तुविशेष का ज्ञान रहेगा।" परंतु मनुष्य के जीवन में ऐसा भी समय आता है, जब शरीर-ज्ञान बिल्कुल चला जाता है, जब मन भी क्रमशः सूक्ष्मातिसूक्ष्म होता हुआ प्रायः अंतर्हित हो जाता है, जब देहबुद्धि में टाल देनेवाली भावना, भीति और दुर्बलता सभी मिट जाते हैं, तभी केवल तभी उस प्राचीन महान् उपदेश की सत्यता समझ में आती है। वह उपदेश क्या है ?

इहैव तैर्जितः सर्गो येषां साम्ये स्थितं मनः।
निर्दोषं हि समं ब्रह्म तस्माद् ब्रह्मणि ते स्थिताः॥

"जिनका मन साम्य भाव में अवस्थित है, उन्होंने यहीं जन्म-मृत्यु रूपी संसार-चक्र को जीत लिया है। चूँकि ब्रह्म निर्दोष और सर्वत्र सम है, अतएव वे ब्रह्म ही अवस्थित हैं।"

समं पश्यन् हि सर्वत्र समवस्थिरमीश्वरम्।
न हिनस्त्यात्मनात्मानं ततो याति परां गतिम्॥

"सर्वत्र ईश्वर को सम भाव से सर्वत्र अवस्थित देखते हुए वे आत्मा द्वारा आत्मा ही हिंसा नहीं करते, अतः परम गति को प्राप्त होते हैं।" *(स्टार थिएटर, कलकत्ता में दिया गया व्याख्यान)*

□

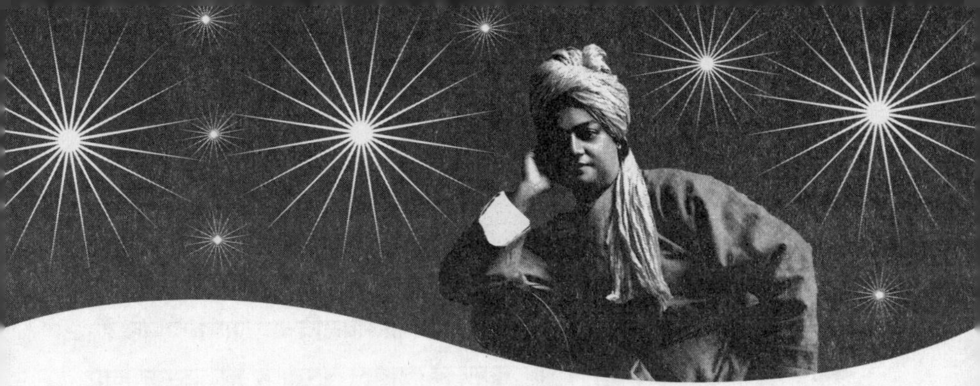

सभ्यता का अवयव वेदांत

जो लोग किसी वस्तु का केवल बाह्य स्थूल स्वरूप ही देखने में समर्थ हैं, वे भारतीय राष्ट्र को केवल विजितों, पीड़ितों, स्वप्नद्रष्टाओं और दार्शनिकों की जाति समझते हैं। वे इस बात को समझने में असमर्थ हैं कि आध्यात्मिक क्षेत्र में भारत ने संसार को जीत लिया है। निस्संदेह यह सच है कि जिस प्रकार अत्यधिक कार्यशील पाश्चात्य बुद्धि प्राच्य अंतर्विक्षण और चिंतनशीलता को अपनाने से लाभान्वित होगी, उसी प्रकार प्राच्य बुद्धि भी किंचित् अधिक कार्यशीलता तथा ऊर्जस्विता द्वारा लाभान्वित होगी। फिर भी हम पूछ सकते हैं कि वह शक्ति क्या है, जिसके कारण सहिष्णु तथा पीड़ित जातियाँ—हिंदू तथा यहूदी, जिन दो जातियों से विश्व के महान् धर्म निकले, जीवित रहीं, जबकि अन्य राष्ट्र विनष्ट हो गए? इसका कारण केवल आध्यात्मिक शक्ति हो सकती है। आज भी हिंदू शांत भाव से जीवित है तथा यहूदी, जब वे फिलिस्तीन में रहते थे, तब की अपेक्षाकृत आज अधिक संख्या में पाए जाते हैं।

भारतीय दर्शन समस्त सभ्य संसार में व्याप्त हो गया है और अपनी इस यात्रा में सभ्यताओं को ओतप्रोत तथा परिमार्जित करता गया है। इसी प्रकार प्राचीन काल में भी जब यूरोप अज्ञात था, भारत का वाणिज्य अफ्रीका के छोर तक पहुँच गया था, विश्व के अन्य भागों से आवागमन स्थापित कर चुका था, जिससे यह मान्यता निर्मूल सिद्ध हो जाती है कि भारतीय अपने देश के बाहर कभी नहीं गए।

यह भी ध्यान देने योग्य है कि किसी विदेशी शक्ति का भारत पर आधिपत्य, उस शक्ति के इतिहास में उसे एक मोड़ देनेवाला बिंदु रहा है, जिससे उसको धन, वैभव, राज्य तथा आध्यात्मिक विचार प्राप्त हो रहे हैं। जबकि एक पाश्चात्य मनुष्य यह नापने का प्रयत्न करता है कि उसके लिए कितना अधिक परिग्रह और भोग कर सकना संभव है, प्राच्य मनुष्य विपरीत दिशा में जाता है और नापता सा है कि वह कम-से-कम कितनी भौतिक संपत्ति से काम चला सकता है। उस प्राचीन जाति में ईश्वर को प्राप्त करने के प्रयत्न का सूत्र हम वेदों में पाते हैं। उस ईश्वर की प्राप्ति हेतु उन लोगों ने उपासना के विभिन्न स्तरों को अपनाया। पितरों की पूजा से आरंभ कर वे लोग अग्नि, अर्थात् अग्निदेवता, इंद्र, अर्थात् तडित् के देवता तथा देवाधिदेव वरुण तक पहुँच गए। ईश्वर-संबंधी कल्पना का विकास, अर्थात् बहुदेववाद से एकेश्वरवाद हम सभी धर्मों में पाते हैं। इसका सही अर्थ यह है कि वह ईश्वर वनजातियों के देवताओं में प्रधान है, विश्व की सृष्टि करता है, शासन करता है तथा प्रत्येक हृदय को देखता रहता है। इस प्रकार से यह क्रमिक विकास बहुदेववाद से एकेश्वरवाद की ओर ले जाता है, परंतु ईश्वर की यह मानवीय कल्पना हिंदुओं को संतुष्ट नहीं कर सकी। यह कल्पना उन लोगों के लिए, जो दिव्य तत्त्व का अन्वेषण कर रहे थे, अत्यधिक मानवीय थी। अतएव उन लोगों ने ईश्वर का अन्वेषण इंद्रियजन्य तथा बाह्य भौतिक जगत् में करना छोड़ दिया और अपना ध्यान अंतर्जगत् के प्रति केंद्रित किया।

उस प्राचीन जाति में ईश्वर को प्राप्त करने के प्रयत्न का सूत्र हम वेदों में पाते हैं। उस ईश्वर की प्राप्ति हेतु उन लोगों ने उपासना के विभिन्न स्तरों को अपनाया। पितरों की पूजा से आरंभ कर वे लोग अग्नि, अर्थात् अग्निदेवता, इंद्र, अर्थात् तडित् के देवता तथा देवाधिदेव वरुण तक पहुँच गए। ईश्वर-संबंधी कल्पना का विकास, अर्थात् बहुदेववाद से एकेश्वरवाद हम सभी धर्मों में पाते हैं।

क्या कोई अंतर्जगत् है भी? वह है तो क्या है? वह है आत्मा। वह स्वयंस्वरूप है तथा केवल वही एक ऐसा तत्त्व है, जिसके विषय में कोई व्यक्ति निश्चित हो सकता है। यदि वह स्वयं अपने को जान ले तो वह समूचे ब्रह्मांड को जान सकता है, अन्यथा नहीं। यही प्रश्न दूसरे रूप में काल के प्रारंभ में ही 'ऋग्वेद' में पूछा गया था—"कौन अथवा क्या आदिकाल ही से वर्तमान था?" इस प्रश्न का उत्तर क्रम से वेदांत दर्शन ने दिया कि आत्मा ही आदिकाल में स्थित थी, अर्थात् जिसे हम ब्रह्म, विश्वात्मा तथा स्वयंस्वरूप कहते हैं, वह शक्ति है, जिसके द्वारा प्रारंभ से ही सभी तत्त्व व्यक्त हुए थे, हो रहे हैं और होंगे।

वेदांत के दार्शनिकों ने उपर्युक्त प्रश्न का हल करते हुए नीतिशास्त्र के मूल आधार का भी आविष्कार किया। यद्यपि सभी धर्म "हत्या मत करो! हिंसा मत करो! अपने पड़ोसियों को अपने जैसा ही प्यार करो!" इत्यादि नैतिकतामूलक आचार की शिक्षा देते हैं, परंतु किसी भी धर्म ने इन शिक्षाओं के मौलिक सिद्धांत पर प्रकाश नहीं डाला है। मैं अपने पड़ोसी को क्यों न हानि पहुँचाऊँ? इस प्रश्न का संतोषजनक अथवा निश्चयात्मक उत्तर तब तक नहीं प्राप्त हो सका, जब तक हिंदुओं ने, जो केवल धार्मिक अंधनियमों से ही संतुष्ट नहीं हो सकते थे, इसका हल आध्यात्मिक विचारधारा से नहीं किया। अतएव हिंदुओं का कहना है कि यह आत्मा संपूर्ण तथा सर्वव्यापी है; अतः अनंत है। दो अनंत तत्त्वों का अस्तित्व नहीं हो सकता, क्योंकि वे एक-दूसरे को सीमित कर देंगे और स्वयं भी परिमित हो जाएँगे। एक बात और—प्रत्येक जीवात्मा उस विश्वात्मा का, जो

वेदांत के दार्शनिकों ने उपर्युक्त प्रश्न का हल करते हुए नीतिशास्त्र के मूल आधार का भी आविष्कार किया। यद्यपि सभी धर्म "हत्या मत करो! हिंसा मत करो! अपने पड़ोसियों को अपने जैसा ही प्यार करो!" इत्यादि नैतिकतामूलक आचार की शिक्षा देते हैं, परंतु किसी भी धर्म ने इन शिक्षाओं के मौलिक सिद्धांत पर प्रकाश नहीं डाला है। मैं अपने पड़ोसी को क्यों न हानि पहुँचाऊँ?

कि अनंत है, एक अंश है। अतः अपने पड़ोसी को हानि पहुँचाकर मनुष्य वस्तुतः स्वयं अपने आपको हानि पहुँचाता है। यह सभी नीति-संहिताओं का आधारभूत दार्शनिक सत्य है।

बहुधा यह विश्वास कर लिया जाता है कि एक व्यक्ति पूर्णता प्राप्त करने की यात्रा में भ्रांति से सत्य की ओर जाता है तथा जब एक विचार से दूसरे विचार पर पहुँचता है तो वह पहले वाले विचार को निश्चयात्मक रूप से अस्वीकृत कर देता है। परंतु कोई भी भ्रांति सत्य की ओर नहीं ले जा सकती। विभिन्न दशाओं के अतिक्रमण में जीवात्मा एक सत्य से दूसरे सत्य की ओर जाती है, क्योंकि वह निम्न कोटि के सत्य से उच्चतम कोटि के सत्य की ओर जाती है। यह बात निम्नांकित उदाहरण से स्पष्ट की जा सकती है—

मान लो कि एक मनुष्य सूर्य की ओर जा रहा है और हरेक पग पर उसका फोटो लेता जाता है, परंतु जब वह सचमुच ही सूर्य तक पहुँच जाता है, तब उसका लिया हुआ पहला फोटो दूसरे से और दूसरा तीसरे से या अंतिम फोटो से कितना भिन्न होगा! परंतु ये सभी एक-दूसरे से अत्यधिक भिन्न होते हुए भी सत्य हैं। केवल समय तथा स्थान की परिवर्तित दशाओं से वे विभिन्न दिखते हैं। इस सत्य की मान्यता के कारण ही एक हिंदू सभी धर्मों में, निकृष्ट में भी उस सार्वभौम सत्य को देखने में समर्थ होता है। इस दृष्टिकोण के कारण हिंदुओं ने कभी धार्मिक उत्पीड़न का आश्रय नहीं लिया। यहाँ तक कि आज एक मुसलमान संत की दरगाह, जो मुलमानों द्वारा निरादृत और विस्मृत कर दी गई है, वह हिंदुओं द्वारा पूजी जाती है। इस प्रकार

मान लो कि एक मनुष्य सूर्य की ओर जा रहा है और हरेक पग पर उसका फोटो लेता जाता है, परंतु जब वह सचमुच ही सूर्य तक पहुँच जाता है, तब उसका लिया हुआ पहला फोटो दूसरे से और दूसरा तीसरे से या अंतिम फोटो से कितना भिन्न होगा! परंतु ये सभी एक-दूसरे से अत्यधिक भिन्न होते हुए भी सत्य हैं। केवल समय तथा स्थान की परिवर्तित दशाओं से वे विभिन्न दिखते हैं।

की सहिष्णु प्रवृत्ति के अनेक उदाहरण दिए जा सकते हैं।

प्राच्य बुद्धि तब तक संतुष्ट नहीं हो सकती, जब तक वह संपूर्ण मानवता द्वारा ईप्सित लक्ष्य—एकत्व को प्राप्त न कर ले। पाश्चात्य वैज्ञानिक एकत्व को अणु या परमाणु में खोजता है तथा जब वह इसे पा लेता है, तब उसको आगे और कुछ खोजने को नहीं रह जाता। इस प्रकार जब हम आत्मा या स्वयं की एकता प्राप्त कर लेते हैं, जिसे आत्मा कहते हैं, तब हम आगे नहीं जा सकते। अतः यह स्पष्ट है कि इस बाह्य जगत् में जो कुछ है, वह उसी एक तत्त्व का व्यक्त स्वरूप है।

फिर भी वैज्ञानिक को भी अध्यात्म को मान्यता देने की आवश्यकता तब आती है, जब वह कल्पना करता है कि एक परमाणु, जिसकी लंबाई और चौड़ाई नहीं होती, वह भी संयुक्त होकर विस्तार, लंबाई तथा चौड़ाई का कारण बन जाता है। जब एक अणु दूसरे अणु पर क्रियाशील होता है तो इसका कारण कोई माध्यम ही होगा। वह माध्यम क्या है? यह (शायद) एक तीसरा परमाणु होगा। यदि ऐसा है तो भी इस प्रश्न का हल नहीं हो सकता है, क्योंकि ये दो परमाणु तीसरे पर कैसे क्रियाशील होंगे? यह स्पष्टतः एक असंगत तथा तर्क विरुद्ध विचार है। इस प्रकार के विरोधाभासी पद सभी भौतिक विज्ञानों की आवश्यक परिकल्पनाओं में पाए जाते हैं, जैसा कि बिंदु वह है, जिसका कोई अंश या विस्तार न हो; या रेखा वह है, जिसमें चौड़ाई रहित लंबाई हो। परंतु ऐसी कल्पनाएँ न देखी जा सकती हैं और न विचारगम्य ही हैं। क्यों? इसलिए कि ये इंद्रियों द्वारा

फिर भी वैज्ञानिक को भी अध्यात्म को मान्यता देने की आवश्यकता तब आती है, जब वह कल्पना करता है कि एक परमाणु, जिसकी लंबाई और चौड़ाई नहीं होती, वह भी संयुक्त होकर विस्तार, लंबाई तथा चौड़ाई का कारण बन जाता है। जब एक अणु दूसरे अणु पर क्रियाशील होता है तो इसका कारण कोई माध्यम ही होगा। वह माध्यम क्या है? यह (शायद) एक तीसरा परमाणु होगा।

बोधगम्य नहीं हैं और ये दार्शनिक कल्पनाएँ हैं। अतः हम देखते हैं कि बुद्धि ही अंततः सभी प्रत्यक्षों को स्वरूप प्रदान सकती है। जब मैं एक कुरसी को देखता हूँ, तब वह कुरसी मेरी आँखों के बाहर की असली कुरसी नहीं होती, जिसका हमें बोध होता है। परंतु वह (कुरसी) किसी बाह्य वस्तु तथा तज्जन्य मानसिक प्रतिमा का संयोग ही होती है, इस प्रकार एक भौतिकवादी भी अंततोगत्वा अध्यात्म की ओर प्रेरित हो जाता है। *(इंग्लैंड में दिए गए एक भाषण से उद्धृत)*

□

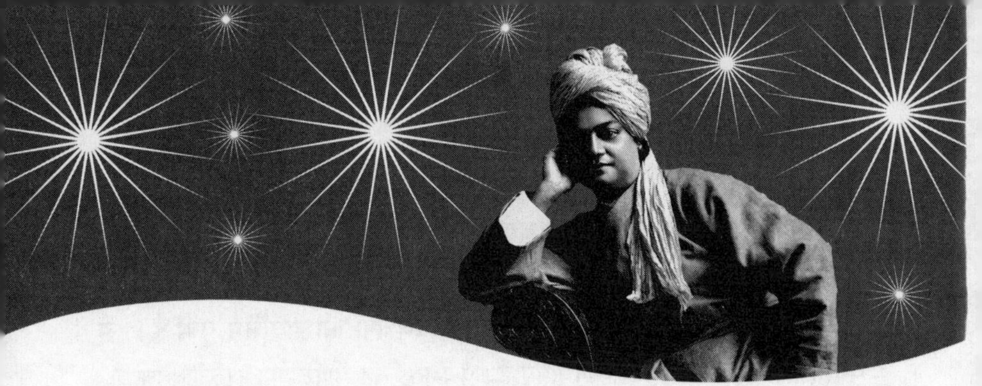

वेदांत का स्वरूप तथा प्रभाव

इस सांध्यकालीन विषय पर कुछ बोलने के पहले जब मुझे यह अवसर मिला है तो क्या तुम धन्यवाद के कुछ शब्द कहने की अनुमति प्रदान करोगे? मैं तीन वर्षों तक तुम लोगों के साथ रहा। मैं प्रायः पूरे अमेरिका का भ्रमण कर चुका हूँ और चूँकि अब मैं स्वदेश लौट रहा हूँ तो यह ठीक होगा कि मैं अमेरिका के इस एथेंस में अपनी कृतज्ञता प्रकट करने के लिए इस अवसर का सदुपयोग करूँ। जब मैं प्रथम बार इस देश में आया तो मैंने कुछ दिनों के बाद सोचा कि मैं इस राष्ट्र पर एक पुस्तक लिखूँगा। परंतु तीन वर्षों के आवास के उपरांत मैं यह पा रहा हूँ कि मैं एक पृष्ठ भी नहीं लिख सकता। इसके विपरीत, बहुत से देशों के भ्रमण के बाद मैं यह अनुभव करता हूँ कि वेशभूषा, खान-पान तथा तौर-तरीकों की छोटी-मोटी सभी बाह्य विभिन्नताओं के नीचे मानव अखिल विश्व में मानव ही है, सर्वत्र वही अद्‌भुत मानव-प्रकृति विद्यमान है। फिर भी कुछ विशेषताएँ तो होती ही हैं, अतः मैं थोड़े से शब्दों में यहाँ के अनुभवों को संक्षेप में कहना चाहूँगा। अमेरिका की इस भूमि में मनुष्य की विशेषताओं के संबंध में कोई प्रश्न नहीं पूछा जाता। यदि मनुष्य है तो इतना ही यथेष्ट है और वे (अमेरिकावासी) उसे अपने हृदय में स्थान दे देते हैं। यह एक ऐसा तथ्य है, जिसको मैंने विश्व के अन्य किसी देश में नहीं देखा।

मैं यहाँ एक भारतीय दर्शन का, जिसे 'वेदांत' कहते हैं, प्रतिनिधित्व करने आया था। यह दर्शन अति प्राचीन है। यह दर्शन उस विशाल पुरातन आर्य

साहित्य से उद्भूत हुआ है, जिसे वेदों के नाम से पुकारते हैं। यह वेदांत दर्शन, मानो शताब्दियों तक संगृहीत और चयन किए गए उस विशाल साहित्य के अंतर्गत सभी विचारधाराओं, अनुभवों तथा विवेचनों का सर्वोत्तम पुष्प है। इस वेदांत दर्शन की कतिपय विशेषताएँ हैं। प्रथमतः यह पूर्णरूपेण अवैयक्तिक है। इसकी उत्पत्ति किसी व्यक्तिविशेष या धर्मगुरु से नहीं हुई। एक व्यक्तिविशेष को केंद्र में रखकर वह अपनी प्रतिष्ठा नहीं करता। परंतु जो दर्शन किसी व्यक्तिविशेष को केंद्रित करके प्रतिपादित हुए हैं, उनके विरुद्ध भी उसको कुछ कहना नहीं। आगे चलकर भारत में कुछ व्यक्तियों को केंद्र बनाकर बौद्ध धर्म तथा हमारे अन्य अर्वाचीन संप्रदायों का उदय हुआ। ये सब ईसाइयों और मुसलमानों की भाँति किसी-न-किसी को धार्मिक नेता के रूप में मानते हैं और उसमें अपनी निष्ठा रखते हैं। परंतु वेदांत दर्शन इन सभी विभिन्न संप्रदायों की पृष्ठभूमिवत् है और वेदांत तथा विश्व के अन्य किसी भी मत के बीच कोई झगड़ा या विरोध नहीं है।

वेदांत दर्शन का सिद्धांत, जो विश्व के सभी धर्मों में पाया जाता है—प्रतिपादित करता है और यह दावा करता है कि मनुष्य वस्तुतः दिव्य है तथा जो कुछ भी हम लोग अपने चारों ओर देखते हैं, वह उसी दिव्यता के बोध से उद्भूत हुआ है। हरेक वस्तु सुंदर, बलयुक्त तथा कल्याणकारी है और मानव-प्रकृति में जो कुछ भी शक्तिशाली है, वह उसी दिव्यता से उद्भूत है।

वेदांत दर्शन का सिद्धांत, जो विश्व के सभी धर्मों में पाया जाता है—प्रतिपादित करता है और यह दावा करता है कि मनुष्य वस्तुतः दिव्य है तथा जो कुछ भी हम लोग अपने चारों ओर देखते हैं, वह उसी दिव्यता के बोध से उद्भूत हुआ है। हरेक वस्तु सुंदर, बलयुक्त तथा कल्याणकारी है और मानव-प्रकृति में जो कुछ भी शक्तिशाली है, वह उसी दिव्यता से उद्भूत है। यह दिव्यता यद्यपि बहुतों में अव्यक्त रहती है। मूलतः मनुष्य-मनुष्य में कोई भेद नहीं है, सभी समानरूपेण दिव्य हैं। वह ऐसा ही है, जैसे पीछे एक अनंत

समुद्र है तथा उस अनंत समुद्र में हम व तुम लोग इतनी सारी लहरें हैं और हममें से हरेक उस अनंत को बाहर व्यक्त करने के निमित्त प्रयत्नशील है। अतः हममें से हरेक को वह सत्, चित् तथा आनंद रूपी अनंत समुद्र अव्यक्त रूप से जन्मसिद्ध अधिकार रूप में तथा स्वरूपतः प्राप्त है। उस दिव्यता की अभिव्यक्ति की न्यूनाधिक शक्ति से ही हम लोगों में विभिन्नता उत्पन्न होती है। अतएव वेदांत का कहना है कि उसके आधार पर उससे व्यवहार नहीं करना चाहिए, जिसे वह प्रकट करता है, बल्कि उसके अनुसार, जिसका वह प्रतिनिधि है। चूँकि प्रत्येक मनुष्य दिव्यत्व का प्रतिनिधि है और इसलिए हरेक धर्मशिक्षक को मनुष्य की भर्त्सना करके नहीं, बल्कि मनुष्य में अंतर्निहित दिव्यता के जागरण के लिए सहायता करनी चाहिए।

वेदांत यह भी बतलाता है कि समाज या कर्म के किसी क्षेत्र में शक्ति की, जो विशाल राशि प्रदर्शित होती है, वह वस्तुतः भीतर से बाहर आती है, इसलिए जिसे अन्य संप्रदाय 'अंतर्स्फरण' कहते हैं, उसे वेदांत मनुष्य का 'बहिर्स्फरण' कहने की स्वतंत्रता लेता है। फिर भी वह किसी संप्रदाय से झगड़ता नहीं।

वेदांत यह भी बतलाता है कि समाज या कर्म के किसी क्षेत्र में शक्ति की, जो विशाल राशि प्रदर्शित होती है, वह वस्तुतः भीतर से बाहर आती है, इसलिए जिसे अन्य संप्रदाय 'अंतर्स्फरण' कहते हैं, उसे वेदांत मनुष्य का 'बहिर्स्फरण' कहने की स्वतंत्रता लेता है। फिर भी वह किसी संप्रदाय से झगड़ता नहीं। वेदांत का उन लोगों से भी झगड़ता नहीं है, जो मनुष्य की इस दिव्यता को नहीं समझते हैं। ज्ञात या अज्ञात रूप से हर मनुष्य इस दिव्यता को व्यक्त करने का प्रयत्न कर रहा है।

मनुष्य एक छोटे बक्से में कुंडलित अनंत स्प्रिंग जैसा है, जो कि अपने को खोलने का प्रयत्न कर रहा है। हम लोग जो भी सामाजिक व्यवस्था देखते हैं, वह इस अभिव्यक्ति का प्रयत्न मात्र है। जितने भी संघर्ष, बुराइयाँ या प्रतिद्वंद्विताएँ, जिन्हें हम लोग अपने चारों तरफ देखते हैं, इस अभिव्यक्ति के

न कारण हैं और न कार्य ही। जैसा कि हमारे एक महान् तत्त्ववेत्ता ने कहा है, मान लो कि खेत की सिंचाई के लिए जलाशय कहीं ऊपर ऊँची सतह पर है और उसका जल उस खेत में तेजी से प्रवेश करने का प्रयत्न करता है; परंतु फाटक लगाकर उसकी गति अवरुद्ध कर दी है। परंतु जैसे ही फाटक खोल दिया जाता है, वह जल अपनी प्रकृति के अनुसार वेग से रास्ते में धूल या गंदगी जो भी हो, उस पर प्रवाहित होने लगता है। परंतु यह धूल या गंदगी मनुष्य के दिव्य स्वरूप की अभिव्यक्ति के न तो कार्य हैं और न कारण। वे तो सह अस्तित्वमान दशाएँ हैं; अतः उनका प्रतिकार किया जा सकता है।

वेदांत का यह दावा है कि यह विचार भारत के अंदर या बाहर सभी धर्मों में पाया जाता है, केवल कतिपय धर्मों में यह विचार पुराणों में तथा अन्य में प्रतीकवाद के रूप में प्रकट किया गया है। वेदांत का दावा है कि धार्मिक अंतःस्फुरण केवल एक ही नहीं हुआ, न केवल दिव्य मानव की एक ही अभिव्यक्ति हुई, भले ही वह कितना ही महान् क्यों न हो; अपितु उस अनंत एकत्व का मानव स्वभाव में प्रकाशन हुआ है तथा हम लोग, जिसे नैतिकता, सदाचार और परोपकार कहते हैं, वह भी इसी एकत्व की अभिव्यक्ति मात्र है।

वेदांत का यह दावा है कि यह विचार भारत के अंदर या बाहर सभी धर्मों में पाया जाता है, केवल कतिपय धर्मों में यह विचार पुराणों में तथा अन्य में प्रतीकवाद के रूप में प्रकट किया गया है। वेदांत का दावा है कि धार्मिक अंतःस्फुरण केवल एक ही नहीं हुआ, न केवल दिव्य मानव की एक ही अभिव्यक्ति हुई, भले ही वह कितना ही महान् क्यों न हो; अपितु उस अनंत एकत्व का मानव स्वभाव में प्रकाशन हुआ है तथा हम लोग, जिसे नैतिकता, सदाचार और परोपकार कहते हैं, वह भी इसी एकत्व की अभिव्यक्ति मात्र है। ऐसा क्षण भी आता है, जब हर मनुष्य यह अनुभव करता है कि वह विश्व के साथ एक है और इसको वह समझे या न समझे,

उसको प्रकट करने के लिए विकल हो जाता है। जिसे हम प्रेम तथा समानुभूति कहते हैं, वह एकत्व की अभिव्यक्ति ही है और यही हमारी नैतिकता सदाचार का आधार है। यही वेदांत के विख्यात सूत्र—*तत्त्वमसि*—"तू वही है"—में संक्षेप में कहा गया है।

हर मनुष्य को यह शिक्षा दी जाती है कि तुम उस विश्वात्मा से एक हो, अतः हर जीवात्मा तुम्हारी ही आत्मा है। हर शरीर तुम्हारा ही शरीर है, इसलिए दूसरों को चोट पहुँचाना, अपने को ही चोट पहुँचाना है और दूसरों को प्रेम करना, अपने आपसे प्रेम करना है। जैसे बाहर फेंकी जानेवाली घृणा की लहर बाहर जिस किसी को भी वह चोट पहुँचाए, तुमको भी चोट पहुँचाती ही है और यदि तुमसे प्रेम का उद्भव होता है तो वह प्रेम तुम्हारे पास वापस लौटने को बाध्य है। यह इस कारण कि मैं यह जगत् हूँ और यह जगत् मेरा शरीर है। मैं अनंत हूँ, केवल इसका ज्ञान इस समय मुझको नहीं है, परंतु इस अनंत की चेतना प्राप्त करने के लिए मैं संघर्षशील हूँ। अतः पूर्णता इस अनंत की पूर्ण चेतना प्राप्त हो जाने पर ही उपलब्ध होगी।

हर मनुष्य को यह शिक्षा दी जाती है कि तुम उस विश्वात्मा से एक हो, अतः हर जीवात्मा तुम्हारी ही आत्मा है। हर शरीर तुम्हारा ही शरीर है, इसलिए दूसरों को चोट पहुँचाना, अपने को ही चोट पहुँचाना है और दूसरों को प्रेम करना, अपने आपसे प्रेम करना है। जैसे बाहर फेंकी जानेवाली घृणा की लहर बाहर जिस किसी को भी वह चोट पहुँचाए, तुमको भी चोट पहुँचाती ही है और यदि तुमसे प्रेम का उद्भव होता है तो वह प्रेम तुम्हारे पास वापस लौटने को बाध्य है।

वेदांत का एक दूसरा विशिष्ट सिद्धांत यह है कि हम लोगों को धार्मिक विचारों की अनंत विविधता को स्वीकार करना चाहिए और हरेक को एक ही विचारधारा के अंतर्गत लाने का प्रयत्न नहीं करना चाहिए, क्योंकि लक्ष्य तो एक ही है। जैसा कि एक वेदांती अपनी काव्यमयी भाषा में कहता है, "जिस

प्रकार बहुत सी नदियाँ, जिनका उद्गम विभिन्न पर्वतों से होता है, टेढ़ी या सीधी बहकर अंत में समुद्र में ही गिरती हैं, उसी प्रकार सभी विभिन्न संप्रदाय तथा धर्म, जो विभिन्न दृष्टि-बिंदुओं से प्रकट होते हैं, सीधे या टेढ़े मार्गों से चलते हुए भी अंततः तुम्हीं को प्राप्त होते हैं।"

इस विचार की अभिव्यक्ति के रूप में हम देखते हैं कि इस प्राचीनतम दर्शन ने अपने प्रभाव द्वारा बौद्ध मत को, जो विश्व का प्रथम प्रचारक धर्म है, प्रत्यक्षतः प्रेरित किया है। अप्रत्यक्ष रूप से इसने अलेक्जेंड्रियनों, नास्तिकों तथा मध्ययुगीन यूरोपीय विचारकों द्वारा ईसाई धर्म को प्रभावित किया है। बाद में जर्मन विचारधारा को प्रभावित करते हुए इसने दर्शन तथा मनोविज्ञान के क्षेत्र में प्रायः क्रांति उत्पन्न कर दी है। इस पर भी यह विशाल प्रभाव, जो संसार पर पड़ा, यह अलक्ष्य ही रहा। जिस प्रकार रात्रि में ओस हलके से गिरकर वनस्पतियों के जीवन का पोषण करती है, उसी प्रकार धीरे-धीरे तथा अलक्ष्य रूप से यह दिव्य वेदांत दर्शन समूचे विश्व में मानव कल्याणार्थ फैल गया है। इस धर्म के प्रचार के लिए सेनाओं के अभियान का उपयोग नहीं हुआ। बौद्ध मत में, जो विश्व का एक बहुत बड़ा प्रचारक धर्म है, सम्राट् अशोक के अवशेष शिलालेख हमें प्राप्त हैं; जिनसे यह पता चलता है कि किस तरह धर्मप्रचारक अलेक्जेंड्रिया, एंटिओक, ईरान, चीन तथा तत्कालीन सभ्य जगत् के अन्य बहुत से देशों में भेजे गए थे। ईसा के तीन सौ वर्ष पहले ही उन लोगों को यह शिक्षा दी गई थी कि किसी धर्म की निंदा न करें—"सभी धर्मों का आधार एक है, जहाँ कहीं

धर्मप्रचारक अलेक्जेंड्रिया, एंटिओक, ईरान, चीन तथा तत्कालीन सभ्य जगत् के अन्य बहुत से देशों में भेजे गए थे। ईसा के तीन सौ वर्ष पहले ही उन लोगों को यह शिक्षा दी गई थी कि किसी धर्म की निंदा न करें—"सभी धर्मों का आधार एक है, जहाँ कहीं भी वे हों; जितना तुमसे हो सके, उतना उनकी सहायता करो तथा उन सबको शिक्षा दो, परंतु उनको हानि न पहुँचाओ।"

भी वे हों; जितना तुमसे हो सके, उतना उनकी सहायता करो तथा उन सबको शिक्षा दो, परंतु उनको हानि न पहुँचाओ।"

अतएव भारत में हिंदुओं द्वारा कभी धार्मिक उत्पीड़न नहीं हुआ, बल्कि उन्होंने विश्व के सभी धर्मों के प्रति अद्भुत आदर का भाव ही रखा। हिब्रू जाति के कुछ लोग जब स्वदेश से भगाए गए थे, तब हिंदुओं ने उनको शरण दी, जिसके फलस्वरूप मलाबार के यहूदी अभी तक हैं। एक अन्य समय में उन्होंने नष्टप्राय ईरानियों के अवशिष्ट अंश का स्वागत अपने देश में किया और वे लोग आज भी हमारे मध्य हमारे एक अंग और प्रीति-भाजन बंबई के आधुनिक पारसियों के रूप में विद्यमान हैं। ईसा मसीह के शिष्य सेंट थॉमस के साथ आने का दावा करनेवाले ईसाई लोगों को भी भारत में रहने तथा अपनी विचारधारा सुरक्षित रखने की अनुमति दी गई। उन लोगों की एक बस्ती अब तक भारत में है। यह सहिष्णुता का भाव वहाँ न मरा है, न मरेगा, न मर सकता है।

यह वेदांत की महान् शिक्षाओं में से एक है। यह जानकर कि ज्ञात या अज्ञात रूप से हम सब उसी ध्येय को पहुँचने के लिए संघर्षशील हैं तो हम अधैर्यवान क्यों हों? यदि एक मनुष्य दूसरे से मंद है तो हमें अधीर नहीं होना चाहिए; न उसे अपशब्द कहना चाहिए और न उसकी भर्त्सना करनी चाहिए।

यह वेदांत की महान् शिक्षाओं में से एक है। यह जानकर कि ज्ञात या अज्ञात रूप से हम सब उसी ध्येय को पहुँचने के लिए संघर्षशील हैं तो हम अधैर्यवान क्यों हों? यदि एक मनुष्य दूसरे से मंद है तो हमें अधीर नहीं होना चाहिए; न उसे अपशब्द कहना चाहिए और न उसकी भर्त्सना करनी चाहिए। जब हमारे चक्षु उन्मीलित हो जाते हैं और हृदय पवित्र हो जाता है, तब उस दिव्य प्रभाव का कार्य हर मानव-हृदय में प्रस्फुटित होता हुआ वह ईश्वरीय उद्बोधन अभिव्यक्त हो जाएगा और तभी हम लोग मनुष्य मात्र के भ्रातृत्व का दावा करने में समर्थ होंगे।

जब मनुष्य उच्चतम को प्राप्त कर लेता है और वह न पुरुष देखता है,

न स्त्री, न लिंग, न धर्म, न जन्म, न ऐसे अन्य प्रकार के विभेदों को देखता है, वरन् वह आगे बढ़ता जाता है और उस दिव्यता का अनुभव करता है, जो मानव का सत्य स्वरूप है, वह मनुष्यों में अंतर्हित है—केवल तभी वह विश्वबंधुत्व को प्राप्त कर लेता है और केवल ऐसा ही व्यक्ति वेदांती है। ये वेदांत के कतिपय व्यावहारिक और ऐतिहासिक परिणाम हैं। *(बोस्टन में दिया गया व्याख्यान)*

□

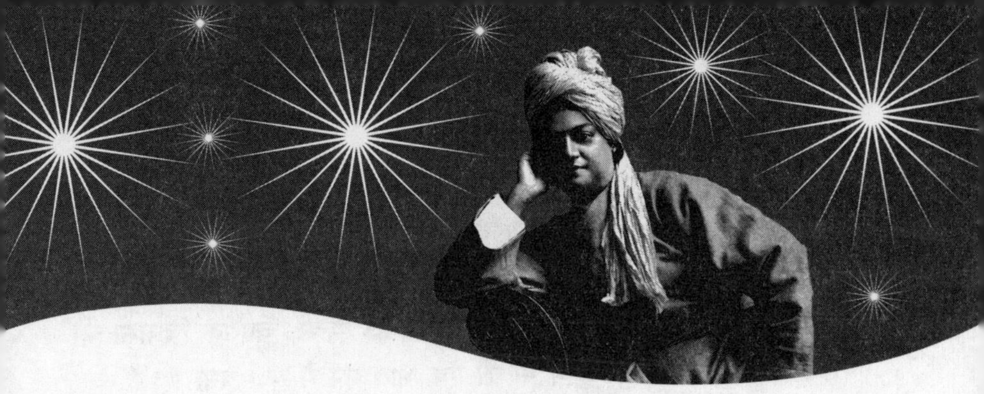

वेदांत और विशेषाधिकार

हम लोगों ने अद्वैत के तत्त्ववाद से संबद्ध भाग को प्राय: समाप्त कर लिया है। एक बात, जो शायद सबसे कठिन है, अभी शेष है। अब तक हम लोगों ने यह समझ लिया है कि अद्वैत सिद्धांत के अनुसार हम अपने चतुर्दिक् जो कुछ देखते हैं, वस्तुत: समस्त विश्व उसी एक पूर्ण का विकास है। संस्कृत में उसे 'ब्रह्म' कहते हैं। ब्रह्म समस्त प्रकृति में परिणत हो गया है। परंतु यहाँ एक कठिनाई उत्पन्न हो जाती है। ब्रह्म के लिए परिणामी होना कैसे संभव है? ब्रह्म में परिणति किसने की? स्वयं अपनी परिभाषा के अनुसार ब्रह्म अपरिणामी है। अपरिणामी में परिणाम का होना परस्पर विरोधी है। जो सगुण ईश्वर में विश्वास रखते हैं, उनके लिए भी वही कठिनाई उत्पन्न होती है। उदाहरणार्थ, यह सृष्टि उत्पन्न कैसे हुई? शून्य से उसका उद्भव नहीं हो सकता; इसमें अंतर्विरोध है—असत् से सत् का प्रादुर्भाव कभी हो नहीं सकता। कार्य दूसरे रूप में कारण ही है। बीज से विशाल वृक्ष के आकार के निर्माण में लिए गए जल तथा वायु की मात्रा के परीक्षण की कोई विधि निकल आए तो हमें पता लग जाएगा कि वह (बीज) ठीक वही कार्य अर्थात् वृक्ष है। आधुनिक विज्ञान ने इसे असंदिग्ध रूप से सिद्ध कर दिया है कि कारण दूसरे रूप में कार्य होता है, कारण के भागों के समायोजन में परिवर्तन होता है और यह कार्य हो जाता है। अत: हमें बिना कारण के विश्व की उत्पत्ति मानने की कठिनाई से बचना है और हम यह मानने के लिए बाध्य हो जाते हैं कि ईश्वर ही विश्व बन गया।

किंतु हम लोग एक कठिनाई से तो बचे, पर दूसरे में पड़ गए। प्रत्येक सिद्धांत में अपरिवर्तनशीलता की धारणा के माध्यम से ईश्वर की धारणा आ जाती है। हमने इतिहास से खोज निकाला है कि ईश्वर-विषयक जिज्ञासा की सबसे अपरिपक्व अवस्था में भी जो एक भाव मन में सदा बना रहा है, वह है मुक्ति का भाव और मुक्ति तथा अपरिवर्तनशीलता या नित्यता की धारणा एक तथा अभिन्नता। केवल मुक्त ही ऐसा है, जिसमें कभी परिवर्तन नहीं होता और जो अपरिणामी या नित्य है, केवल वही मुक्त है; क्योंकि किसी वस्तु में परिवर्तन किसी अन्य बाह्य वस्तु द्वारा अथवा आंतरिक वस्तु द्वारा, जो अपने परिवेश की अपेक्षा अधिक शक्तिशाली हो, उत्पन्न होता है। परिणामधर्मी प्रत्येक वस्तु अवश्य ही कुछ कारण या कारणों से आबद्ध होती है। ये कारण अपरिणामी नहीं हो सकते। मान लिया जाए कि ईश्वर ही यह विश्व बन गया है तो ईश्वर यहाँ है और वह परिवर्तित हो गया है। मान लिया जाए कि असीम यह ससीम विश्व बन गया है तो असीम का इतना अंश निकल गया और इसलिए असीम में से विश्व के घटा देने पर जो शेष रह जाए, वही ईश्वर हुआ। परिणामी या परिवर्तनशील ईश्वर तो ईश्वर हो नहीं सकता।

हम लोग एक कठिनाई से तो बचे, पर दूसरे में पड़ गए। प्रत्येक सिद्धांत में अपरिवर्तनशीलता की धारणा के माध्यम से ईश्वर की धारणा आ जाती है। हमने इतिहास से खोज निकाला है कि ईश्वर-विषयक जिज्ञासा की सबसे अपरिपक्व अवस्था में भी जो एक भाव मन में सदा बना रहा है, वह है मुक्ति का भाव और मुक्ति तथा अपरिवर्तनशीलता या नित्यता की धारणा एक तथा अभिन्नता।

सर्वेश्वरवाद के इस सिद्धांत से बचने के लिए वेदांत में बड़ा ही निर्भीक सिद्धांत है। वह है—जिस रूप में हम इस जगत् को जानते या सोचते हैं, उसकी सत्ता ही नहीं है; अपरिवर्तनीय परिवर्तित नहीं हुआ है; यह सारा विश्व आभास मात्र है, सत्य नहीं है और अंशों, क्षुद्र जीवों तथा विभेद के ये प्रत्यय

मिथ्या हैं, स्वयं वस्तु के स्वरूप नहीं। ईश्वर में किंचित् भी परिवर्तन नहीं हुआ है तथा वह लेशमात्र विश्व नहीं बना है। देश, काल और निमित्त के माध्यम से देखने के लिए विवश होने के कारण हम ईश्वर को विश्ववत् देखते हैं। देश, काल एवं निमित्त के कारण यह आपातदृष्ट भेद है, वस्तुतः नहीं। सचमुच यह बड़ा निर्भीक सिद्धांत है। अब इस सिद्धांत की व्याख्या जरा और स्पष्ट रूप से होनी चाहिए। इसका अर्थ वह (दार्शनिक) आदर्शवाद या प्रत्ययवाद नहीं है, जैसा कि लोग साधारणतया समझते हैं। वह यह नहीं कहता कि विश्व का अस्तित्व नहीं है। उसका अस्तित्व है, किंतु साथ ही हम उसे जो समझते हैं, वह नहीं है, इसे सोदाहरण समझाने के लिए अद्वैत दर्शन द्वारा दिया गया दृष्टांत सुविदित है। रात के अंधकार में पेड़ का तना किसी अंधविश्वासी को भूत के रूप में, लुटेरे को पुलिस के सिपाही के रूप में और साथी की प्रतीक्षा में खड़े किसी व्यक्ति को सुहृद् के रूप में दिखाई पड़ता है। इन सभी स्थितियों में वृक्ष का तना परिवर्तित नहीं हुआ, परंतु परिवर्तनों के आभास हुए और ये परिवर्तन देखनेवालों के मन में घटित हुए थे। हम मनोविज्ञान द्वारा आत्मनिष्ठ पक्ष से इसे अपेक्षाकृत अधिक अच्छी तरह समझ सकते हैं। कोई हमसे बहिर्वस्तु है, जिसका प्रकृत स्वरूप हमें अज्ञात एवं अज्ञेय है, उसे हम 'क' मान लें। और कोई हममें अंतर्निष्ठ वस्तु है। वह भी हमें अज्ञात एवं अज्ञेय है, उसे हम 'ख' मान लें। 'क' और 'ख' का समवाय ज्ञेय है, अतः प्रत्येक वस्तु, जिसे हम

रात के अंधकार में पेड़ का तना किसी अंधविश्वासी को भूत के रूप में, लुटेरे को पुलिस के सिपाही के रूप में और साथी की प्रतीक्षा में खड़े किसी व्यक्ति को सुहृद् के रूप में दिखाई पड़ता है। इन सभी स्थितियों में वृक्ष का तना परिवर्तित नहीं हुआ, परंतु परिवर्तनों के आभास हुए और ये परिवर्तन देखनेवालों के मन में घटित हुए थे। हम मनोविज्ञान द्वारा आत्मनिष्ठ पक्ष से इसे अपेक्षाकृत अधिक अच्छी तरह समझ सकते हैं।

जानते हैं, उसके दो भाग हुए—'क', जो बाहर है एवं 'ख' भीतर। और 'क' तथा 'ख' की एकात्मता वह वस्तु हुई, जिसे हम जानते हैं। अतः विश्व में प्रत्येक रूप अंशतः हम लोगों की सृष्टि है और अंशतः कुछ बाह्य वस्तु है। अब वेदांत यह प्रतिपादित करता है कि यह 'क' और 'ख' एक ही हैं एवं उनमें अंतर नहीं।

कुछ पाश्चात्य दार्शनिक, विशेषतः हर्बर्ट स्पेंसर तथा कतिपय अन्य आधुनिक दार्शनिक इससे बहुत मिलते-जुलते निष्कर्ष पर पहुँचे हैं। जब यह कहा जाता है कि वही शक्ति, जो अपने को फूलों में अभिव्यक्त कर रही है, मेरी अपनी चेतना में भी उमड़ रही है, तब यह ठीक वही भाव है, जिसका उपदेश वेदांती देते हैं कि बाह्य जगत् की तात्त्विकता तथा अंतर्जगत् की तात्त्विकता एक एवं अभिन्न है। आंतरिक तथा बाह्य के भावों का अस्तित्व भी भेदजन्य है और स्वयं वस्तुओं में उनका अस्तित्व नहीं है। उदाहरणार्थ, यदि हममें एक अन्य इंद्रिय विकसित हो जाए तो हमारे लिए सारा जगत् बदल जाएगा, जिसका अभिप्राय यह है कि विषयी विषय को बदल देगा। यदि मैं परिवर्तित होता हूँ तो बाह्य जगत् परिवर्तित हो जाता है। अतएव वेदांत के सिद्धांत का मर्म यह है कि तुम और मैं तथा विश्व की प्रत्येक वस्तु ब्रह्म ही है, अंश नहीं, वरन् पूर्ण। तुम उस ब्रह्म के सर्वांश हो और अन्य लोग भी वही हैं, क्योंकि पूर्ण में अपूर्ण का भाव आ नहीं सकता। ये विभाग तथा ये सीमाएँ आभास मात्र हैं, वस्तुनिष्ठ नहीं। मैं संपूर्ण व अशेष हूँ और मैं कभी बंधन में नहीं था।

कुछ पाश्चात्य दार्शनिक, विशेषतः हर्बर्ट स्पेंसर तथा कतिपय अन्य आधुनिक दार्शनिक इससे बहुत मिलते-जुलते निष्कर्ष पर पहुँचे हैं। जब यह कहा जाता है कि वही शक्ति, जो अपने को फूलों में अभिव्यक्त कर रही है, मेरी अपनी चेतना में भी उमड़ रही है, तब यह ठीक वही भाव है, जिसका उपदेश वेदांती देते हैं कि बाह्य जगत् की तात्त्विकता तथा अंतर्जगत् की तात्त्विकता एक एवं अभिन्न है।

वेदांत डंके की चोट पर कहता है कि यदि तुम अपने को बंधन में समझते हो तो बंधन में पड़े रहोगे। यदि तुम जानते हो कि तुम मुक्त हो तो बस मुक्त हो गए। इस प्रकार इस दर्शन का चरम लक्ष्य तथा उद्‌देश्य हमें यह बोध कराना है कि हम सदैव मुक्त रहे हैं और नित्य मुक्त रहेंगे। हम न कभी परिवर्तित होते हैं, न मरते हैं और न जन्म लेते हैं। तब यह परिवर्तन क्या है? इस जगत् को मिथ्या जगत् के रूप में स्वीकार किया गया है, जो देश, काल, तथा निमित्त से आबद्ध है और इसे संस्कृत में विवर्तवाद की संज्ञा दी गई है। यह प्रकृति का विकास और ब्रह्म की अभिव्यक्ति है। ब्रह्म में कोई विकार नहीं होता या उसका पुनर्विकास नहीं होता। सूक्ष्म जीवाणु (एमीबा) में अव्यक्त रूप से वही असीम पूर्णता रहती है। एमीबा आवरण के कारण इसका नाम एमीबा पड़ा और एमीबा अवस्था से पूर्ण मनुष्य होने की अवस्था-पर्यंत उसमें परिवर्तन नहीं होता, पर जो भीतर विद्यमान है, वह ज्यों-का-त्यों अविकारी बना रहता है, किंतु आवरण में परिवर्तन होता है।

वेदांत डंके की चोट पर कहता है कि यदि तुम अपने को बंधन में समझते हो तो बंधन में पड़े रहोगे। यदि तुम जानते हो कि तुम मुक्त हो तो बस मुक्त हो गए। इस प्रकार इस दर्शन का चरम लक्ष्य तथा उद्‌देश्य हमें यह बोध कराना है कि हम सदैव मुक्त रहे हैं और नित्य मुक्त रहेंगे। हम न कभी परिवर्तित होते हैं, न मरते हैं और न जन्म लेते हैं। तब यह परिवर्तन क्या है?

यहाँ एक परदा है और बाहर सुंदर दृश्य। परदे में एक छोटा सा छिद्र है, जिससे हम उसकी झलक मात्र पाते हैं। मान लो, यह छिद्र बढ़ने लगा। ज्यों-ज्यों वह बड़ा होता जाता है, त्यों-त्यों दृश्य का अधिकाधिक अंश दिखाई पड़ने लगता है और जब परदे का लोप हो जाता है, तब संपूर्ण दृश्य दृष्टिगत हो जाता है। यह बाहर का दृश्य आत्मा है और हमारे तथा दृश्य के बीच का परदा माया—देश, काल और निमित्त है। कहीं एक छोटा सा छिद्र है, जिससे मुझे आत्मा की एक झलक मात्र मिलती है। जब छिद्र पहले से बड़ा हो

जाता है, तब मैं अधिकाधिक साक्षात्कार करने लगता हूँ और जब परदा लुप्त हो जाता है, तब मैं जानता हूँ कि मैं आत्मा हूँ। अत: विश्व में जो परिवर्तन होते हैं, उनसे ब्रह्म निर्लिप्त है। परिवर्तन प्रकृति में होता है। प्रकृति अधिकाधिक विकसित होती है और अंततः ब्रह्म अपने को अभिव्यक्त करता है। प्रत्येक में उसकी सत्ता है। कुछ में उसकी अभिव्यक्ति दूसरों की अपेक्षा अधिक होती है।

पौधे में आत्मा की अभिव्यक्ति में रुकावटें बहुत बड़ी हैं; पशुओं में उनसे थोड़ी कम तथा मनुष्य में और भी कम है; सुसंस्कृत आध्यात्मिक मनुष्यों में उनसे भी कम है एवं पूर्ण मानव में उन रुकावटों का पूर्णतया लोप हो जाता है। हमारे सभी संघर्ष, अभ्यास, कष्ट, सुख, आँसू और मुसकान; जो कुछ हम करते एवं सोचते हैं; इसी ध्येय की ओर प्रवृत्त होते हैं कि परदा फट जाए, छिद्र बढ़ता जाए और पीछे छिपी हुई अभिव्यक्ति एवं यथार्थता के बीच की परतें क्षीण हो जाएँ।

संपूर्ण विश्व यथार्थतः एक है। आत्मा के प्रसंग में यह कथन निरर्थक है कि एक आत्मा अन्य की अपेक्षा श्रेष्ठ है। आत्मा के वर्णन में यह कथन निरर्थक है कि मनुष्य पशु अथवा पौधे से श्रेष्ठ है; सारा विश्व एक है। पौधे में आत्मा की अभिव्यक्ति में रुकावटें बहुत बड़ी हैं; पशुओं में उनसे थोड़ी कम तथा मनुष्य में और भी कम है; सुसंस्कृत आध्यात्मिक मनुष्यों में उनसे भी कम है एवं पूर्ण मानव में उन रुकावटों का पूर्णतया लोप हो जाता है। हमारे सभी संघर्ष, अभ्यास, कष्ट, सुख, आँसू और मुसकान; जो कुछ हम करते एवं सोचते हैं; इसी ध्येय की ओर प्रवृत्त होते हैं कि परदा फट जाए, छिद्र बढ़ता जाए और पीछे छिपी हुई अभिव्यक्ति एवं यथार्थता के बीच की परतें क्षीण हो जाएँ। अत: हमारा कार्य आत्मा को मुक्त करना नहीं, वरन् बंधन से पिंड छुड़ाना है। सूर्य बादलों की परतों से ढका है, किंतु उनसे अप्रभावित है। वायु का कार्य बादलों को उड़ाकर भगा देना है और बादल जितने ही छँटेंगे, उतना ही सूर्य का प्रकाश दिखाई देने लगेगा।

आत्मा में कोई भी विकार नहीं है, वह असीम, पूर्ण शाश्वत और सच्चिदानंद है। आत्मा का जन्म-मरण भी नहीं हो सकता। मृत्यु, जन्म, पुनर्जन्म और स्वर्गारोहण आत्मा का नहीं हो सकता। ये तो अनेक आभास, अनेक मृगमरीचिकाएँ और अनेक स्वप्न हैं। यदि कोई मनुष्य भव-स्वप्न देख रहा है और इस समय दुर्विचारों तथा दुष्कर्मों के स्वप्न में निमग्न है तो कुछ काल पश्चात् उसी स्वप्न का विचार दूसरे स्वप्न को पैदा करेगा। वह स्वप्न देखेगा कि वह एक भयानक स्थान में है और उसे यंत्रणा मिल रही है। जो मनुष्य सुविचारों तथा शुभ कर्मों का स्वप्न देख रहा है, वह उसकी अवधि समाप्त होने पर यह स्वप्न देखेगा कि वह पहले की अपेक्षा उत्तम स्थान में है और एक स्वप्न के पश्चात् दूसरे स्वप्न का ताँता लगा रहेगा। परंतु वह समय आएगा, जब ये सभी स्वप्न विलुप्त हो जाएँगे। हममें से प्रत्येक व्यक्ति के समक्ष एक ऐसा समय अवश्य आएगा, जब समस्त विश्व स्वप्न मात्र प्रतीत होगा। तब हमें पता लगेगा कि अपने परिवेश की अपेक्षा आत्मा अनंत गुना श्रेष्ठ है। जिन्हें हम अपना परिवेश कहते हैं, उनके बीच संघर्ष में एक समय ऐसा आएगा, जब हमें पता लगेगा कि आत्मा की शक्ति की तुलना में ये परिवेश प्राय: शून्य थे। प्रश्न केवल काल का है और अनंत में काल शून्य है; महासागर में यह एक बूँद के तुल्य है। हममें प्रतीक्षा की क्षमता है और हम शांत रह सकते हैं।

आत्मा में कोई भी विकार नहीं है, वह असीम, पूर्ण शाश्वत और सच्चिदानंद है। आत्मा का जन्म-मरण भी नहीं हो सकता। मृत्यु, जन्म, पुनर्जन्म और स्वर्गारोहण आत्मा का नहीं हो सकता। ये तो अनेक आभास, अनेक मृगमरीचिकाएँ और अनेक स्वप्न हैं। यदि कोई मनुष्य भव-स्वप्न देख रहा है और इस समय दुर्विचारों तथा दुष्कर्मों के स्वप्न में निमग्न है तो कुछ काल पश्चात् उसी स्वप्न का विचार दूसरे स्वप्न को पैदा करेगा।

अतएव जाने या अनजाने समस्त विश्व उसी लक्ष्य की ओर अग्रसर

हो रहा है। चंद्रमा अन्य पिंडों को आकर्षक शक्ति की परिधि से निकलने के लिए संघर्ष कर रहा है और अंततोगत्वा वह उससे बाहर निकलेगा ही। लेकिन जो मुक्त होने के प्रयास में सचेत हैं, वे काल की अवधि त्वरित कर देते हैं। इस सिद्धांत से एक लाभ जो हमें व्यवहार में दिखाई पड़ता है, वह यह है कि केवल इसी दृष्टिकोण से यह यथार्थ सार्वभौम प्रेम का भाव संभव है। सब साथ के मुसाफिर हैं, सहयात्री हैं—सभी जीव, पौधे और पशु; मेरा भाई केवल मनुष्य ही नहीं, वरन् पशु और पौधा भी है, केवल मेरा भाई सज्जन ही नहीं, वरन् दुर्जन, आध्यात्मिक और दुष्ट भी है। वे सब एक लक्ष्य की ओर चल रहे हैं। सब एक ही धुन में हैं और अनंत मुक्ति की दिशा में प्रत्येक शीघ्रता से बढ़ रहे हैं। हम धारा को रोक नहीं सकते। कोई भी धारा को रोक नहीं सकता, कोई पीछे नहीं जा सकता, चाहे वह लाख कोशिश करे; पर आगे बहता ही जाएगा और अंत में मुक्ति-लाभ करेगा। मुक्ति हमारी सत्ता का केंद्र-बिंदु है, जिससे मानो हम बाहर फेंक दिए गए हैं और सृष्टि का अभिप्राय वहीं वापस लौटने का संघर्ष है। हम यहाँ हैं, वह तथ्य ही बतलाता है कि हम केंद्र की ओर जा रहे हैं और केंद्र की ओर इस आकर्षण की अभिव्यक्ति को हम प्रेम करते हैं।

सभी जीव, पौधे और पशु; मेरा भाई केवल मनुष्य ही नहीं, वरन् पशु और पौधा भी है, केवल मेरा भाई सज्जन ही नहीं, वरन् दुर्जन, आध्यात्मिक और दुष्ट भी है। वे सब एक लक्ष्य की ओर चल रहे हैं। सब एक ही धुन में हैं और अनंत मुक्ति की दिशा में प्रत्येक शीघ्रता से बढ़ रहे हैं। हम धारा को रोक नहीं सकते।

प्रश्न पूछा जाता है कि विश्व की उत्पत्ति किससे होती है, किसमें उसकी स्थिति है और फिर किसमें वह लय होता है? और उत्तर है—प्रेम से उसकी उत्पत्ति होती है, प्रेम में वह स्थिर होता है एवं प्रेम में ही लीन हो जाता है। इस प्रकार हम यह समझ सकते हैं कि चाहे किसी को पसंद हो या नापसंद, किसी के लिए प्रतिगमन की गुंजाइश नहीं। पीछे लौटने के लिए चाहे कोई

कितना भी छटपटाए, प्रत्येक को केंद्र में पहुँचना ही होगा। फिर भी हम यदि सचेत होकर और जानबूझकर प्रयत्न करें तो इससे मार्ग निरापद होगा, संघर्षण कम हो जाएगा और समय भी कम लगेगा। इससे स्वभावत: हम जिस दूसरे निष्कर्ष पर पहुँचते हैं, वह यह है कि सभी ज्ञान और सभी शक्ति भीतर हैं, बाहर नहीं। जिसे हम प्रकृति कहते हैं, वह प्रतिबिंबक शीशा (दर्पण) है। बस प्रकृति का इतना ही प्रयोजन है और समस्त ज्ञान प्रकृति के इस दर्पण पर आभ्यंतर परावर्तन या प्रतिबिंबन है। जिन्हें हम सिद्धियाँ, प्रकृति के रहस्य और शक्ति कहते हैं, वे सब भीतर विद्यमान हैं। बाह्यजगत् में परिवर्तन की शृंखला मात्र होती है।

प्रकृति में कोई ज्ञान नहीं; मानव की आत्मा से समस्त ज्ञान उद्भूत होता है। मनुष्य ज्ञान व्यक्त करता है, अपने भीतर वह उसका आविष्कार करता है, जो पहले शाश्वत काल से विद्यमान है। प्रत्येक व्यक्ति चित्स्वरूप है, प्रत्येक व्यक्ति आनंदस्वरूप और सत्स्वरूप है। समता के संबंध में नैतिक प्रभाव ठीक वैसा ही है, जैसा हम अन्यत्र देख चुके हैं।

प्रकृति में कोई ज्ञान नहीं; मानव की आत्मा से समस्त ज्ञान उद्भूत होता है। मनुष्य ज्ञान व्यक्त करता है, अपने भीतर वह उसका आविष्कार करता है, जो पहले शाश्वत काल से विद्यमान है। प्रत्येक व्यक्ति चित्स्वरूप है, प्रत्येक व्यक्ति आनंदस्वरूप और सत्स्वरूप है। समता के संबंध में नैतिक प्रभाव ठीक वैसा ही है, जैसा हम अन्यत्र देख चुके हैं।

किंतु विशेषाधिकार का भाव मानव-जीवन का विष है। मानो दो शक्तियाँ निरंतर कार्य कर रही हैं, एक जातियाँ बना रही है और दूसरी जातियाँ तोड़ रही है। दूसरे शब्दों में हम इसे इस प्रकार कह सकते हैं कि एक विशेषाधिकार बनाने में लगी है और दूसरी विशेषाधिकार तोड़ने में—विशेषाधिकार का वह पाशविक भाव, जो निर्बल के ऊपर सबल का होता है। धन का विशेषाधिकार है, यदि दूसरे की अपेक्षा किसी के पास अधिक द्रव्य है तो वह कम द्रव्यवालों पर थोड़ा विशेषाधिकार चाहता

है, फिर बुद्धि का विशेषाधिकार उससे कहीं अधिक सूक्ष्म और शक्तिशाली है। एक व्यक्ति दूसरे की अपेक्षा अधिक जानकारी रखता है, इसलिए वह अधिक विशेषाधिकार का दावा करता है और सबसे अंतिम तथा सबसे निकृष्ट, क्योंकि यह सर्वाधिक अत्याचारपूर्ण है, आध्यात्मिकता का विशेषाधिकार है। यदि कुछ लोग यह सोचते हैं कि उनका आध्यात्मिक ज्ञान अधिक है और वे ईश्वर के विषय में अधिक जानते हैं तो वे अन्य सबकी अपेक्षा श्रेष्ठतर विशेषाधिकार का दावा करते हैं। वे कहते हैं, "ऐ भेड़-बकरियो! जाओ और हमारी पूजा करो, हम ईश्वर के संदेशवाहक हैं, अतः हमारी पूजा तुम्हें करनी ही पड़ेगी।"

किसी के ऊपर मानसिक, शारीरिक अथवा आध्यात्मिक विशेषाधिकार स्वीकार करना और साथ ही वेदांती बनना, दोनों नहीं हो सकता। किसी को रंचमात्र भी विशेषाधिकार नहीं है। प्रत्येक व्यक्ति में सामर्थ्य समान ही है—एक में उसकी अभिव्यक्ति अधिक है, दूसरे में कम। प्रत्येक में समान क्षमता है। फिर विशेषाधिकार का दावा कहाँ? प्रत्येक आत्मा में, यहाँ तक कि सर्वाधिक अज्ञानी में भी समस्त ज्ञान है; उसने उसे अभिव्यक्त नहीं किया। पर शायद उसे अवसर नहीं मिला या शायद परिवेश उसके अनुकूल नहीं थे। जब उसे अवसर मिलेगा, तब वह उसे अभिव्यक्त करेगा। एक मनुष्य दूसरे से जन्मना श्रेष्ठ, यह भाव वेदांत की दृष्टि से निरर्थक है और दो राष्ट्रों में से एक श्रेष्ठ है तथा दूसरा निकृष्ट है, यह विचार बिल्कुल निरर्थक है। दोनों को एक ही परिस्थितियों में रखो और देखो कि एक सी वृद्धि का समुदय होता है या नहीं। इसके पूर्व तुम्हें यह कहने का

किसी के ऊपर मानसिक, शारीरिक अथवा आध्यात्मिक विशेषाधिकार स्वीकार करना और साथ ही वेदांती बनना, दोनों नहीं हो सकता। किसी को रंचमात्र भी विशेषाधिकार नहीं है। प्रत्येक व्यक्ति में सामर्थ्य समान ही है—एक में उसकी अभिव्यक्ति अधिक है, दूसरे में कम। प्रत्येक में समान क्षमता है। फिर विशेषाधिकार का दावा कहाँ?

अधिकार नहीं कि एक राष्ट्र दूसरे से श्रेष्ठतर है।

जहाँ तक आध्यात्मिकता का सवाल है, वहाँ विशेषाधिकार का दावा नहीं होना चाहिए। मानवजाति की सेवा करना विशेषाधिकार है, क्योंकि वह ईश्वर की उपासना है। ईश्वर यहीं है, इन सब माननीय आत्माओं में है। वह मनुष्य की आत्मा है। मनुष्य क्या विशेषाधिकार माँग सकते हैं? ईश्वर के कोई विशेष संदेशवाहक नहीं, न कभी हुए और न हो सकते हैं। छोटे-बड़े सभी जीव ईश्वर की समान रूप से अभिव्यक्तियाँ हैं, अंतर सिर्फ अभिव्यक्तियों में है। वही सनातन संदेश, जो शाश्वत काल से दिया जाता रहा है, उन्हें थोड़ा-थोड़ा प्राप्त हो रहा है। वह सनातन संदेश प्रत्येक जीव के हृदय पर अंकित है, वह वहाँ पहले से ही विद्यमान है और उसे प्रकट करने के लिए सब संघर्ष कर रहे हैं। अनुकूल परिस्थितियों में होने के कारण कुछ लोग दूसरों की अपेक्षा कुछ अच्छे प्रकार से प्रकट करते हैं, पर संदेशवाचक के रूप में सब एक ही हैं। वहाँ श्रेष्ठता का दावा क्या? सर्वाधिक अज्ञानी, सर्वाधिक अबोध शिशु भी ईश्वर के उतने ही महान् संदेशवाहक हैं, जितने वे, जिनका कभी अस्तित्व रहा और वे, जो कभी भविष्य में पैदा होंगे, क्योंकि प्रत्येक जीव के हृदय पर इसके लिए वह अनंत संदेश अंकित कर दिया गया है। जहाँ कहीं भी जीव है, उसके पास सर्वोच्च का अनंत संदेश है, वह वहाँ है।

जहाँ तक आध्यात्मिकता का सवाल है, वहाँ विशेषाधिकार का दावा नहीं होना चाहिए। मानवजाति की सेवा करना विशेषाधिकार है, क्योंकि वह ईश्वर की उपासना है। ईश्वर यहीं है, इन सब माननीय आत्माओं में है। वह मनुष्य की आत्मा है। मनुष्य क्या विशेषाधिकार माँग सकते हैं?

अत: अद्वैत का कार्य इन सभी विशेषाधिकारों को तोड़ डालना है। यह सब कार्यों से कठिन है और विचित्र बात तो यह है कि अद्वैत अपनी जन्मभूमि में अन्य किसी स्थान की अपेक्षा कम सक्रिय रहा है। यदि विशेषाधिकार वाला कोई देश है तो यह वही देश है, जिसने इस दर्शन को जन्म दिया—आध्यात्मिक

मनुष्य के लिए और साथ ही जन्मना मनुष्य के लिए विशेषाधिकार। वहाँ उन्हें रुपए-पैसे का विशेषाधिकार उतना नहीं है, किंतु जन्मना विशेषाधिकार और आध्यात्मिक विशेषाधिकार सर्वत्र हैं।

वेदांती नैतिकता के प्रचार का एक बार महत् प्रयास हुआ, जो कुछ हद तक कई वर्षों के लिए सफल रहा और इतिहास से हमें ज्ञात होता है कि वे वर्ष राष्ट्र के सर्वोत्तम काल थे। मेरा अभिप्राय विशेषाधिकार तोड़ने के बौद्धों के प्रयास से है। बुद्ध को संबोधित कर जिन अति सुंदर विरुदावलियों का प्रयोग किया गया है, उनमें से जो थोड़ी सी मुझे याद हैं, वे इस प्रकार हैं—"हे जाति-विध्वंसक, विशेषाधिकार विनाशक, सर्वजीव समत्व-शिक्षक।" इस तरह समता के एक भाव का उन्होंने उपदेश दिया। श्रमणों के भ्रातृ-मंडल में इनकी शक्ति को कुछ हद तक गलत समझा गया। हमें पता लगता है कि वहाँ वरिष्ठों एवं कनिष्ठों की व्यवस्था कर उनका धर्मसंघ बनाने के सैकड़ों प्रयत्न किए गए। यदि लोगों ने कहा कि सभी देवता हैं तो तुम धर्मसंघों को ज्यादा कारगर नहीं बना सकते। वेदांत के अच्छे प्रभावों में से एक यह है कि धार्मिक विचारों में स्वतंत्रता रही है, जिसका उपभोग भारत ने अपने इतिहास के सभी कालों में किया है। यह गौरव की बात है कि यह एक ऐसा देश है, जहाँ कभी धार्मिक उत्पीड़न नहीं हुआ और जहाँ लोगों को पूर्ण धार्मिक स्वतंत्रता दी जाती है।

वेदांती नैतिकता के प्रचार का एक बार महत् प्रयास हुआ, जो कुछ हद तक कई वर्षों के लिए सफल रहा और इतिहास से हमें ज्ञात होता है कि वे वर्ष राष्ट्र के सर्वोत्तम काल थे। मेरा अभिप्राय विशेषाधिकार तोड़ने के बौद्धों के प्रयास से है। बुद्ध को संबोधित कर जिन अति सुंदर विरुदावलियों का प्रयोग किया गया है, उनमें से जो थोड़ी सी मुझे याद हैं, वे इस प्रकार हैं—"हे जाति-विध्वंसक, विशेषाधिकार विनाशक, सर्वजीव समत्व-शिक्षक।"

वेदांत के इस व्यावहारिक पक्ष की आज भी उतनी ही आवश्यकता है, जितनी पहले कभी थी और शायद पहले की अपेक्षा कहीं अधिक आवश्यकता है, क्योंकि ज्ञान के विस्तार के साथ विशेषाधिकार का यह दावा अत्यधिक घनीभूत हो गया है। भगवान् और शैतान या अहुर्मज्द एवं अहिर्मन की कल्पना में पर्याप्त काव्य है। सुर और असुर में कुछ भेद नहीं है, भेद केवल निस्स्वार्थ तथा स्वार्थ में है। असुर भी उतना जानता है, जितना सुर, उसमें बस पवित्रता नहीं होती, इसी से वह असुर बन जाता है। आधुनिक संसार पर वही भावना लागू करो। अपवित्र ज्ञान और शक्ति का अतिरेक मनुष्यों को असुर बना देता है। यंत्रों तथा अन्य साज-समानों के निर्माण से बहुत बड़ी शक्ति प्राप्त की जा रही है और आज विशेषाधिकारों का ऐसा दावा किया जा रहा है, जैसा संसार के इतिहास में पहले कभी नहीं किया गया था। इसी कारण वेदांत इसके विरुद्ध प्रचार करना चाहता है, ताकि मनुष्यों की आत्मा पर अत्याचार करना समाप्त किया जाए।

वेदांत के इस व्यावहारिक पक्ष की आज भी उतनी ही आवश्यकता है, जितनी पहले कभी थी और शायद पहले की अपेक्षा कहीं अधिक आवश्यकता है, क्योंकि ज्ञान के विस्तार के साथ विशेषाधिकार का यह दावा अत्यधिक घनीभूत हो गया है। भगवान् और शैतान या अहुर्मज्द एवं अहिर्मन की कल्पना में पर्याप्त काव्य है।

तुममें से जिन लोगों ने 'गीता' पढ़ी है, उन्हें यह स्मरणीय उद्धरण याद होगा—

विद्याविनयसम्पन्ने ब्राह्मणे गवि हस्तिनि।
शनि चैव श्रवपाके च पण्डिताः समदर्शिनः॥
इहैव तैर्जितः सर्गो येषां साम्ये स्थितं मनः।
निर्दोषं हि समं ब्रह्म तस्माद् ब्रह्मणि ते स्थिताः॥

"सचमुच वही ऋषि और पंडित है, जो विद्या तथा विनय से युक्त ब्राह्मण,

गाय, हाथी, कुत्ते और चांडाल में समदृष्टि रखता है। जिसका अंतःकरण समता में, अर्थात् सब भूतों के अंतर्गत ब्रह्मरूप समभाव में निश्चलतापूर्वक स्थित हो गया है। उसने जीवितावस्था में ही जन्म को जीत लिया है और चूँकि वह ब्रह्म निर्दोष है, इसलिए जो समदर्शी एवं निर्दोष हैं, वे ब्रह्म में ही स्थित कहे जाते हैं।"

वेदांती व नैतिकता का यही सारांश है—सबके प्रति साम्य। हम देख चुके हैं कि वह अंतर्जगत् है, जो बाह्यजगत् पर शासन करता है। आत्म परिवर्तन के साथ वस्तु-परिवर्तन अवश्यंभावी है; अतः अपने को शुद्ध कर लो तो संसार का विशुद्ध होना अवश्यंभावी है। पहले के किसी भी समय से अधिक आजकल इस एक बात की शिक्षा की आवश्यकता है। हम लोग अपने विषय में उत्तरोत्तर कम और अपने पड़ोसियों के विषय में उत्तरोत्तर अधिक व्यस्त होते जा रहे हैं। यदि हम परिवर्तित होते हैं तो संसार परिवर्तित हो जाएगा। यदि हम निर्मल हैं तो संसार निर्मल हो जाएगा। प्रश्न यह है कि मैं दूसरों में दोष क्यों देखूँ? जब तक मैं दोषमय न हो जाऊँ, तब तक मैं दुःखी नहीं हो सकता।

वेदांती व नैतिकता का यही सारांश है—सबके प्रति साम्य। हम देख चुके हैं कि वह अंतर्जगत् है, जो बाह्यजगत् पर शासन करता है। आत्म परिवर्तन के साथ वस्तु-परिवर्तन अवश्यंभावी है; अतः अपने को शुद्ध कर लो तो संसार का विशुद्ध होना अवश्यंभावी है।

जब मैं बालक था, उस समय जो चीजें मुझे दुःखी बना देती थी, अब वे वैसा नहीं कर पातीं। कर्ता में परिवर्तन हुआ, इसलिए कर्म में परिवर्तन अवश्यंभावी है—यह वेदांत का मत है। जब हम समत्व की अद्भुत स्थिति में पहुँच जाएँगे, अर्थात् साम्यभाव प्राप्त कर लेंगे, तब उन सभी वस्तुओं पर हमें हँसी आएगी, जिन्हें हम दुःखों और अशुभ का निमित्त कहते हैं। इसी को वेदांत में मुक्ति-लाभ कहा गया है। उस मुक्ति तक पहुँचने का लक्षण यह है कि इस प्रकार का अनन्य भाव तथा समत्व अधिकाधिक प्रतीत होगा। "सुख-

दु:ख में सम, जय-पराजय में सम," इस प्रकार की मन:स्थिति मुक्तावस्था के निकट है।

मन आसानी से नहीं जीता जा सकता। हल्की-से-हल्की उत्तेजना का खतरा आने पर, प्रत्येक छोटी सी घटना उपस्थित होने पर, जो मन तरंगायमान होने लगते हैं, उनकी दशा भला क्या होगी? जब इस प्रकार के विकार मन में उत्पन्न होते हैं, तब महानता और आध्यात्मिकता की चर्चा का क्या प्रयोजन? मन की यह अस्थिर दशा बदलनी ही होगी। हमें स्वयं अपने से पूछना चाहिए कि हमारे ऊपर बाह्य जगत् की कहाँ तक प्रतिक्रिया हो सकती है और अपने बाहर की तमाम शक्तियों के बावजूद कहाँ तक हम अपने पैरों पर खड़े हो सकते हैं? जब दुनिया की सारी शक्तियों को हम अपना संतुलन बिगाड़ने से रोकने में सफल हो जाएँ, तभी हम मुक्त हैं, उसके पूर्व नहीं। वही उद्धार है। वह यहीं है और अन्यत्र नहीं—वह इसी क्षण है।

मन आसानी से नहीं जीता जा सकता। हल्की-से-हल्की उत्तेजना का खतरा आने पर, प्रत्येक छोटी सी घटना उपस्थित होने पर, जो मन तरंगायमान होने लगते हैं, उनकी दशा भला क्या होगी? जब इस प्रकार के विकार मन में उत्पन्न होते हैं, तब महानता और आध्यात्मिकता की चर्चा का क्या प्रयोजन? मन की यह अस्थिर दशा बदलनी ही होगी।

इस भाव से और इस मूल स्रोत से सभी सुंदर विचारधाराओं का संसार में प्रवाह हुआ है, जो प्रत्यक्षत: परस्पर-विरोधी हैं और जिनकी अभिव्यक्ति सामान्यत: गलत अर्थ में समझी गई है। प्रत्येक राष्ट्र में हम ऐसे कितने ही वीर तथा अद्भुत आध्यात्मिक व्यक्ति पाते हैं, जो ध्यान-धारणा के लिए गुफाओं और वनों में चले गए तथा जिन्होंने बाहरी दुनिया से अपना संबंध विच्छेद कर लिया। यह तो एक भाव है। दूसरी ओर, हमें ऐसे प्राणी मिलते हैं, जो समुज्ज्वल और यशस्वी हैं और जो समाज में प्रवेश करते हैं तथा जनगण एवं दीन-दु:खियों की समुन्नति के लिए यत्न करते हैं। देखने में ये दोनों विधियाँ

परस्पर–विरोधी हैं। जो अपने भाई, मनुष्यों से पृथक् गुफा में निवास करता है, वह उन लोगों पर घृणा की दृष्टि से हँसता है, जो अपने भाई, मनुष्यों के पुनरुद्धार के लिए कार्य कर रहे हैं। वह कहता है, "कितनी मूर्खता की बात है! वहाँ क्या काम है? माया का संसार सदा मायामय रहेगा। वह बदल नहीं सकता।"

यदि मैं भारत के किसी अपने पुरोहित से पूछूँ कि क्या वेदांत में तुम्हें विश्वास है तो वह जवाब देगा, "वह तो मेरा धर्म है। मैं अवश्य विश्वास करता हूँ। वह मेरा प्राण है।" "बहुत अच्छा, तो क्या तुम प्राणिमात्र की समता और प्रत्येक वस्तु की अनन्य एकता को स्वीकार करते हो?" "निश्चय ही मैं स्वीकार करता हूँ।" परंतु दूसरे ही क्षण जब एक नीच जाति का आदमी पुरोहित के पास पहुँचता है तो उसकी छूत से बचने के लिए वह छलाँग मारकर सड़क के किनारे चला जाता है। "कूदते क्यों हो?" "क्योंकि उसके स्पर्श मात्र से मैं अपवित्र हो जाता।" "परंतु तुम तो अभी–अभी कह रहे थे कि हम सब एक ही हैं और तुम स्वीकार करते हो कि प्राणियों में कोई भेद नहीं है।" वह जवाब देता है, "अरे भाई, गृहस्थों के लिए तो यह केवल सिद्धांत का विषय है; जब मैं (संन्यास लेकर) वन में जाऊँगा, तब मैं समदर्शी हो जाऊँगा।"

यदि मैं भारत के किसी अपने पुरोहित से पूछूँ कि क्या वेदांत में तुम्हें विश्वास है तो वह जवाब देगा, "वह तो मेरा धर्म है। मैं अवश्य विश्वास करता हूँ। वह मेरा प्राण है।" "बहुत अच्छा, तो क्या तुम प्राणिमात्र की समता और प्रत्येक वस्तु की अनन्य एकता को स्वीकार करते हो?" "निश्चय ही मैं स्वीकार करता हूँ।"

तुम इंग्लैंड में अपने किसी बड़े आदमी से, जो बड़े कुल में पैदा हुआ हो और धनी हो, पूछो कि जब सभी ईश्वर के यहाँ से आए हैं, तब क्या तुम ईसाई होने के नाते मनुष्य जाति के भ्रातृत्व में विश्वास करते हो? वह स्वीकारात्मक उत्तर देगा, किंतु पाँच मिनट में ही वह सामान्य लोगों के प्रति

कुछ अनादरसूचक शब्दों का जोर से प्रयोग करने लगेगा। अतएव कई हजार वर्षों तक यह कोरा सिद्धांत रहा है और कभी कार्य रूप में परिणत नहीं हुआ। इसे सब समझते हैं, सब इसे सत्य घोषित करते हैं, किंतु जब व्यवहार में लाने की बात कहो तो लोग कहने लगते हैं कि इसमें लाखों वर्ष लगेंगे।

कोई राजा था, जिसके बहुत से सभासद थे और इन सभासदों में से प्रत्येक यह दम भरता था कि अपने स्वामी के लिए वह जीवनोत्सर्ग करने को उद्यत है और उससे बढ़कर निष्कपट व्यक्ति कभी कोई पैदा ही नहीं हुआ। कालांतर में एक संन्यासी राजा के यहाँ आया। राजा ने उससे कहा कि मेरे यहाँ जितने अधिक सच्चे सभासद हैं, उतने पहले किसी राजा के यहाँ कभी नहीं थे। संन्यासी मुसकराने लगा और उसने कहा कि मैं इस पर विश्वास नहीं करता। राजा ने कहा कि यदि चाहे तो संन्यासी महोदय परीक्षा ले सकते हैं। तब संन्यासी ने घोषणा की कि वह एक बहुत बड़ा यज्ञ करेगा, जिसके द्वारा राजा का राज्यकाल बहुत दीर्घ हो जाएगा, लेकिन शर्त यह है कि एक छोटा सा तालाब बनना चाहिए, जिसमें रात्रि के अंधकार में प्रत्येक सभासद एक-एक घड़ा दूध उड़ेल दें।

कोई राजा था, जिसके बहुत से सभासद थे और इन सभासदों में से प्रत्येक यह दम भरता था कि अपने स्वामी के लिए वह जीवनोत्सर्ग करने को उद्यत है और उससे बढ़कर निष्कपट व्यक्ति कभी कोई पैदा ही नहीं हुआ। कालांतर में एक संन्यासी राजा के यहाँ आया। राजा ने उससे कहा कि मेरे यहाँ जितने अधिक सच्चे सभासद हैं, उतने पहले किसी राजा के यहाँ कभी नहीं थे।

राजा मुसकराया; उसने कहा, "क्या यही परीक्षा है?" उसने सभासदों को अपने पास बुलाया और उन्हें बताया कि क्या करना है। सबने प्रस्ताव पर अपनी सहर्ष स्वीकृति प्रदान की और वे सब लौट गए। निशीथ वेला में आ-आकर उन्होंने अपने घड़े उड़ेले। परंतु सवेरे देखा गया तो वह केवल पानी से भरा था। सभासद एकत्र किए गए और उनसे इस मामले में पूछताछ

की गई। उनमें से प्रत्येक ने यह सोचा था कि इतने घड़ों का दूध हो जाएगा कि उसके द्वारा उड़ेले गए पानी का पता न लगेगा। दुर्भाग्य से हममें से अधिकांश का भाव यही होता है और हम अपने कार्य-भाग को उसी प्रकार करते हैं, जैसा कहानी के सभासदों ने किया है।

पुरोहित कहता है कि समता का भाव इतना अधिक है कि मेरे छोटे से विशेषाधिकार की पोल नहीं खुलेगी। यही बात हमारे धनिक कहते हैं, यही बात प्रत्येक देश के अत्याचारी कहते हैं। जिन पर अत्याचार होता है, उनके लिए उन लोगों की अपेक्षा अधिक आशाएँ हैं, जो अत्याचारी हैं। मुक्ति-लाभ करने में अत्याचारियों को बहुत लंबा समय लगेगा, पर अन्य लोगों को अपेक्षाकृत कम समय लगेगा। लोमड़ी की क्रूरता सिंह की क्रूरता से अत्यधिक भयानक है। सिंह एक आघात करता है और बाद में कुछ समय शांत रहता है, लेकिन लोमड़ी लगातार शिकार का पीछा करने की कोशिश में कोई मौका हाथ से नहीं जाने देती। पौरोहित्य प्रकृत्या क्रूर तथा हृदयहीन हैं, यही कारण है कि जहाँ पौरोहित्य का उदय हुआ, वहाँ धर्म का अध:पतन हो जाता है। वेदांत कहता है कि हमें विशेषाधिकार का भाव अवश्य त्याग देना होगा, तभी धर्म आएगा। उसके पूर्व धर्म का लेशमात्र भी नहीं है।

पुरोहित कहता है कि समता का भाव इतना अधिक है कि मेरे छोटे से विशेषाधिकार की पोल नहीं खुलेगी। यही बात हमारे धनिक कहते हैं, यही बात प्रत्येक देश के अत्याचारी कहते हैं। जिन पर अत्याचार होता है, उनके लिए उन लोगों की अपेक्षा अधिक आशाएँ हैं, जो अत्याचारी हैं। मुक्ति-लाभ करने में अत्याचारियों को बहुत लंबा समय लगेगा, पर अन्य लोगों को अपेक्षाकृत कम समय लगेगा।

क्या ईसा के इस कथन पर तुम्हारा विश्वास है, "तुम्हारे पास जो कुछ है, उसे बेच दो और गरीबों को दे दो?" वहाँ व्यावहारिक समता है, शास्त्र को तोड़-मरोड़कर व्याख्या का प्रयास मत करो, सत्य को यथावत् ग्रहण

करो। मैंने लोगों को यह कहते सुना है कि केवल उन मुट्ठी भर यहूदियों को वह उपदेश दिया गया था, जिन्होंने ईसा की बातों को ध्यानपूर्वक सुना। अन्य बातों में भी वही तर्क लागू होगा। शास्त्रों को मत तोड़ो-मरोड़ो और सत्य यथावत् ग्रहण करने का साहस करो। यदि हम वहाँ तक पहुँच न भी सकें तो अपनी दुर्बलता स्वीकार कर लें, किंतु हम आदर्श का विनाश न करें। हम आशा करें कि कभी उसे उपलब्ध कर लेंगे और एतदर्थ प्रयास करें। वही तो है—"तुम्हारे पास जो कुछ है, उसे बेच दो और गरीबों को दे दो तथा मेरा अनुसरण करो।" इस प्रकार अपने विशेषाधिकारों तथा अपने भीतर की उस प्रत्येक वस्तु को, जो विशेषाधिकार के लाभ में सहायक है, रौंदते हुए हम उस ज्ञान के लिए उद्यम करें, इससे समस्त मनुष्य-जाति के प्रति अनन्यता की भावना पैदा हो।

तुम कुछ अधिक परिमार्जित भाषा बोलते हो, इससे सोचते हो कि तुम किसी साधारण व्यक्ति से बढ़कर हो। याद रखो, जब तुम ऐसा सोचते हो, तब तुम मुक्ति की ओर आगे नहीं बढ़ते हो, प्रत्युत अपने पैरों में एक नई बेड़ी डालते हो। सर्वोपरि बात तो यह है कि यदि आध्यात्मिकता का घमंड तुम्हारे भीतर घुसता है तो तुम्हारे लिए महाविपत्ति है। यह सब बंधनों से बढ़कर महाभयावना बंधन है।

तुम कुछ अधिक परिमार्जित भाषा बोलते हो, इससे सोचते हो कि तुम किसी साधारण व्यक्ति से बढ़कर हो। याद रखो, जब तुम ऐसा सोचते हो, तब तुम मुक्ति की ओर आगे नहीं बढ़ते हो, प्रत्युत अपने पैरों में एक नई बेड़ी डालते हो। सर्वोपरि बात तो यह है कि यदि आध्यात्मिकता का घमंड तुम्हारे भीतर घुसता है तो तुम्हारे लिए महाविपत्ति है। यह सब बंधनों से बढ़कर महाभयावना बंधन है। धन अथवा मानव-हृदय का कोई अन्य बंधन आत्मा को उतना जकड़कर नहीं बाँधता, जितना यह बाँधता है। "अन्य लोगों की अपेक्षा मैं अधिक पवित्र हूँ," यह भाव उन सबसे अधिक भयावह है, जिसका प्रवेश कभी मानव के हृदय में

हो सकता है। किस अर्थ में तुम पवित्र हो? तुम्हारे अंदर जो परमात्मा है, वही परमात्मा सबमें है। यदि तुमने यह न जाना तो कुछ न जाना। भेद हो कैसे सकता है? यह सब तो एक है। प्रत्येक प्राणी सर्वोच्च प्रभु का मंदिर है। यदि तुम उसे देख सके तो ठीक है और यदि नहीं देख सके तो तुममें आध्यात्मिकता अभी तक नहीं आई। *(लंदन में दिया गया व्याख्यान)*

□

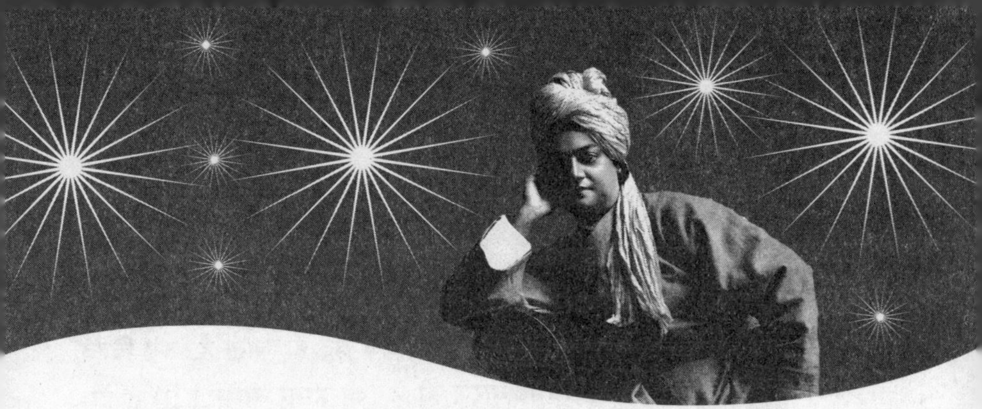

एकत्व-अनेकत्व का खेल

समस्त प्रकृति में दो शक्तियाँ कार्य करती हुई प्रतीत होती हैं। इनमें से एक निरंतर भिन्नता और दूसरी निरंतर एकता उत्पन्न करती रहती है। एक अधिकाधिक पृथक् व्यष्टियों के निर्माण में लगी है और दूसरी, मानो व्यष्टियों को एक समष्टि में लाने और इन अनेक भेदों के बीच अभेद लाने में लगी है। ऐसा जान पड़ता है कि इन दोनों शक्तियों का कार्य प्रकृति तथा मानव-जीवन के प्रत्येक विभाग में प्रविष्ट होता है। हम सदा दोनों शक्तियों को भौतिक स्तर पर सर्वापेक्षा सुस्पष्ट कार्य करते हुए पाते हैं। वे व्यष्टियों को पृथक् करती रहती हैं, अन्य व्यक्तियों से उन्हें अधिकाधिक भिन्न बनाती रहती हैं और फिर उन्हें जातियों और श्रेणियों में विभक्त करती हैं एवं अभिव्यक्तियों तथा आकृतियों में एकरूपता लाती हैं। मनुष्य के सामाजिक जीवन में भी यही लागू होता है। जिस काल से समाज आरंभ हुआ, ये दोनों शक्तियाँ कार्य कर रही हैं, विभेदीकरण तथा एकीकरण में लगी हैं। विभिन्न स्थानों और विभिन्न कालों में उनका कार्य नाना रूपों में प्रकट होता है और वह अनेक नामों से संबोधित होता है। परंतु सार सब में विद्यमान है, एक शक्ति विभेदीकरण और दूसरी एकीकरण के लिए सचेष्ट है; एक जाति बनाने तो दूसरी उसे तोड़ने के लिए कार्य कर रही है; एक श्रेणियों तथा विशेषाधिकारों को जन्म देने तो दूसरी उनका विनाश करने में लगी हैं। सारा विश्व इन दोनों शक्तियों का रणक्षेत्र प्रतीत होता है।

एक ओर यह आग्रह है कि यद्यपि एकीकरण की इस प्रक्रिया का

अस्तित्व है, पर हमें अपनी पूरी शक्ति लगाकर इसका प्रतिरोध करना ही चाहिए, क्योंकि यह मृत्यु की ओर ले जाती है। पूर्ण एकत्व पूर्ण विनाश है और इस विश्व में विभेदीकरण की प्रक्रिया जब बंद हो जाती है, तब विश्व का अंत हो जाता है। यह विभेदीकरण ही है, जो हमारे सम्मुख स्थित इस जगत् की घटनावली का निमित्त है; एकीकरण उन्हें समरूप और निर्जीव जड़ पदार्थ में रूपांतरित कर देगा। निश्चय ही मानवजाति ऐसी स्थिति से बचना चाहती है। हम अपने चतुर्दिक् जो वस्तुएँ तथा तथ्य देखते हैं, उन सब पर यही तर्क लागू होता है। इस बात पर जोर दिया जाता है कि इस भौतिक शरीर और सामाजिक वर्गीकरण में भी पूर्ण साम्य अथवा एकरूपता स्वाभाविक मृत्यु तथा सामाजिक मृत्यु उत्पन्न कर देगी। विचार तथा भावना के पूर्ण साम्य से मानसिक अपक्षय और अधःपतन हो जाएगा। इसलिए एकरूपता का परिहार करना है। एक पक्ष की ओर से उपर्युक्त तर्क दिया गया है और विविध समयों पर हर देश में भिन्न शब्दों द्वारा उस पर जोर दिया गया है।

भारत के ब्राह्मण अन्य सब लोगों के विरुद्ध समाज के विशेष अंश के विशेषाधिकारों को बनाए रखने तथा वर्ग-भेद और वर्ण-व्यवस्था का प्रतिपादन करने में इन्हीं तर्कों पर बल देते हैं। वे घोषणा करते हैं कि जाति-भेद के विनाश से समाज का विनाश हो जाएगा और साहसपूर्ण ऐतिहासिक तथ्यों का प्रमाण पेश करते हैं कि उनका समाज सर्वाधिक चिरंजीवी है।

भारत के ब्राह्मण अन्य सब लोगों के विरुद्ध समाज के विशेष अंश के विशेषाधिकारों को बनाए रखने तथा वर्ग-भेद और वर्ण-व्यवस्था का प्रतिपादन करने में इन्हीं तर्कों पर बल देते हैं। वे घोषणा करते हैं कि जाति-भेद के विनाश से समाज का विनाश हो जाएगा और साहसपूर्ण ऐतिहासिक तथ्यों का प्रमाण पेश करते हैं कि उनका समाज सर्वाधिक चिरंजीवी है। अतः शक्ति के किंचित् दिखावे के साथ वे इस तर्क का सहारा लेते हैं। प्रामाणिकता के किंचित् दिखावे के साथ वे घोषणा करते

हैं कि व्यक्ति को अल्पतर जीवन प्रदान करनेवाली संस्था की अपेक्षा उसे दीर्घतम जीवन प्रदान करनेवाली व्यवस्था निश्चित रूप से श्रेष्ठ है।

दूसरी ओर, एकत्व के भाव के समर्थक भी सभी कालों में रहे हैं। उपनिषदों, बुद्ध और ईसा मसीह तथा अन्य महान् धर्मोपदेष्टाओं के समय से हमारे वर्तमान काल तक नई राजनीतिक महत्त्वाकांक्षाओं में, उत्पीड़ितों तथा पददलितों के दावों तथा विशेषाधिकारों से विहीन व्यक्तियों के दावों में, बस इसी एकता और एकरूपता की एक आवाज बुलंद हुई है, किंतु मानव-प्रकृति अपने को व्यक्त करती ही है। जिन्हें कोई सुविधा प्राप्त है, वे उसे बनाए रखना चाहते हैं और उन्हें कोई तर्क मिल जाता है, चाहे वह कितना भी एकाकी एवं रद्दी क्यों न हो, वे उस पर डटे रहते हैं। दोनों ही पक्षों पर यह बात लागू होती है।

दूसरी ओर, एकत्व के भाव के समर्थक भी सभी कालों में रहे हैं। उपनिषदों, बुद्ध और ईसा मसीह तथा अन्य महान् धर्मोपदेष्टाओं के समय से हमारे वर्तमान काल तक नई राजनीतिक महत्त्वाकांक्षाओं में, उत्पीड़ितों तथा पददलितों के दावों तथा विशेषाधिकारों से विहीन व्यक्तियों के दावों में, बस इसी एकता और एकरूपता की एक आवाज बुलंद हुई है, किंतु मानव-प्रकृति अपने को व्यक्त करती ही है।

दर्शन या सत्त्वज्ञान में यह प्रश्न दूसरा रूप धारण कर लेता है। बौद्धों का कहना है कि इस दृश्य प्रपंच के मध्य एकता स्थापित करनेवाली वस्तु खोजने की हमें आवश्यकता नहीं। दृश्य जगत् पर ही हमें संतोष करना चाहिए। चाहे कितनी भी दुःखमय और निर्बल क्यों न हो, यह विविधता जीवन का सार है, उससे अधिक हमें कुछ नहीं मिल सकता। वेदांती कहता है कि केवल एकत्व ही ऐसी वस्तु है, जिसका अस्तित्व है; विविधता तो केवल दृश्य प्रपंच, क्षणभंगुर और प्रतीयमान है। वेदांती कहता है, "अनेकत्व मत देखो, एकत्व की ओर वापस जाओ।" बौद्ध कहता है, "एकत्व से बचो, यह भ्रांति है; अनेकत्व की ओर जाओ।"

धर्म तथा दर्शन में वे ही मतभेद हम लोगों के समय तक चले आ रहे हैं, क्योंकि वस्तुतः ज्ञान के मूल तत्त्वों की संख्या बहुत कम है। दर्शन और दार्शनिक ज्ञान धर्म तथा धार्मिक ज्ञान पाँच हजार वर्ष पूर्व अपनी पराकाष्ठा तक पहुँच गए और हम लोग उन्हीं सत्यों को विभिन्न भाषाओं में केवल दुहरा भर रहे हैं, कभी-कभी नए दृष्टांतों द्वारा उन्हें समृद्ध भर कर देते हैं। इसलिए आज भी यह एक संघर्ष है। एक पक्ष चाहता है कि हम दृश्य प्रपंच में कायम रहें, इन विविधताओं पर आरूढ़ रहें और वह तर्क के बड़े आग्रह से संकेत करता है कि विविधता को रखना ही होगा, क्योंकि जब वह खत्म हो जाएगी, तब प्रत्येक वस्तु समाप्त हो जाएगी। जीवन का हम जो अर्थ लगाते हैं, उसका निमित्त अनेकत्व है। इसी के साथ दूसरा पक्ष दृढ़ साहस के साथ एकत्व की ओर संकेत करता है।

धर्म तथा दर्शन में वे ही मतभेद हम लोगों के समय तक चले आ रहे हैं, क्योंकि वस्तुतः ज्ञान के मूल तत्त्वों की संख्या बहुत कम है। दर्शन और दार्शनिक ज्ञान धर्म तथा धार्मिक ज्ञान पाँच हजार वर्ष पूर्व अपनी पराकाष्ठा तक पहुँच गए और हम लोग उन्हीं सत्यों को विभिन्न भाषाओं में केवल दुहरा भर रहे हैं, कभी-कभी नए दृष्टांतों द्वारा उन्हें समृद्ध भर कर देते हैं।

जब हम नीतिशास्त्र पर विचार करते हैं तो हमें बड़ा अंतर मिलता है। शायद यही एक विज्ञान है, जो इस संघर्ष का साहसपूर्ण अतिक्रमण करता है। क्योंकि नीतिशास्त्र एकता है और इसका आधार है प्रेम। वह विविधता पर दृष्टिपात नहीं करता। नीतिशास्त्र का एकमात्र उद्देश्य है यह एकत्व और एक एकरूपता। आज तक मानवजाति नैतिकता के जिन उच्चतम विधानों की खोज कर सकी है, वे विविधता स्वीकार नहीं करते, उसकी खोजबीन के निमित्त रुकने के लिए उनके पास समय नहीं है, उनका एक उद्देश्य बस वही एकरूपता लाना है। भारतीय मस्तिष्क—मेरा अभिप्राय वेदांती मस्तिष्क से है—अधिक विश्लेषक है और उसने समस्त विश्लेषण के परिणामस्वरूप इस एकत्व का पता लगाया

और उसने एकत्व के इस एक भाव पर प्रत्येक वस्तु को आधारित करना चाहा। किंतु जैसा कि हम चर्चा कर चुके हैं, उसी देश में अन्य मस्तिष्क (बौद्ध) थे, जो वह एकत्व न देख सके। उनकी दृष्टि में संपूर्ण सत्य विविधता का ही समुच्चय है और एक वस्तु का दूसरी से कोई संबंध नहीं है।

प्रोफेसर मैक्समूलर ने अपनी एक पुस्तक में एक पुरानी यूनानी कहानी का उल्लेख किया है, जो मुझे स्मरण है। उसमें बताया गया है कि एक ब्राह्मण किस प्रकार एथेंस में साक्रेटिस के यहाँ गया। ब्राह्मण ने पूछा, "सर्वोच्च ज्ञान क्या है ?" और साक्रेटिस ने जवाब दिया, "मनुष्य को जान लेना समस्त ज्ञान का चरम लक्ष्य और उद्देश्य है।" "परंतु ईश्वर को जाने बिना आप मनुष्य को कैसे जान सकेंगे ?" ब्राह्मण ने प्रत्युत्तर दिया। एक पक्ष, जो यूनानी पक्ष है और जिसका प्रतिनिधित्व आधुनिक यूरोप करता है, मनुष्य-ज्ञान पर बल देता है। भारतीय पक्ष, जिसका अधिकांश प्रतिनिधित्व संसार के प्राचीन धर्म करते हैं, ईश्वर-ज्ञान पर बल देता है। एक प्रकृति में ईश्वर तथा दूसरा ईश्वर में प्रकृति का दर्शन करता है। वर्तमान काल में शायद हम लोगों को यह सुविधा प्राप्त हुई है कि दोनों दृष्टिकोणों के प्रति तटस्थ रहकर सब पर निष्पक्ष विचार कर सकें।

प्रोफेसर मैक्समूलर ने अपनी एक पुस्तक में एक पुरानी यूनानी कहानी का उल्लेख किया है, जो मुझे स्मरण है। उसमें बताया गया है कि एक ब्राह्मण किस प्रकार एथेंस में साक्रेटिस के यहाँ गया। ब्राह्मण ने पूछा, "सर्वोच्च ज्ञान क्या है ?" और साक्रेटिस ने जवाब दिया, "मनुष्य को जान लेना समस्त ज्ञान का चरम लक्ष्य और उद्देश्य है।" "परंतु ईश्वर को जाने बिना आप मनुष्य को कैसे जान सकेंगे ?"

यह एक तथ्य है कि विविधता का अस्तित्व है और यदि जीवन को कायम रहना है तो यह (विविधता) अवश्य रहेगी। यह भी एक तथ्य है कि इस अनेकत्व में और इसके बीच एकव्य को अवगत करना होगा। प्रकृति

में ईश्वर दिखाई पड़ता है, यह एक तथ्य है। परंतु यह भी एक तथ्य है कि प्रकृति का दर्शन ईश्वर में होता है। मनुष्य-ज्ञान सर्वोच्च ज्ञान है और केवल मनुष्य-ज्ञान द्वारा ही हम ईश्वर को जान सकते हैं। यह भी एक तथ्य है कि ईश्वर-ज्ञान सर्वोच्च ज्ञान है और केवल ईश्वर-ज्ञान से ही हम मनुष्य को जान सकते हैं। यद्यपि देखने में ये दोनों वक्तत्व परस्पर-विरोधी जान पड़ सकते हैं, किंतु वे मनुष्य की प्रकृति की आवश्यकता हैं। समस्त विश्व अनेकत्व में एकत्व तथा एकत्व में अनेकत्व का खेल है। समस्त विश्व भेद-अभेद की क्रीड़ाभूमि है। समस्त विश्व असीम में ससीम की कला है। दूसरे को ग्रहण किए बिना हम पहले को अंगीकार नहीं कर सकते। लेकिन हम दोनों को न तो एक ही प्रत्यक्ष बोध के रूप में ग्रहण कर सकते हैं और न एक ही अनुभूति के तथ्य के रूप में। फिर भी इसी प्रकार यह क्रम सदा चलता रहेगा।

जब हम धर्म की विवेचना करते हैं, जो हमारे लिए नीतिशास्त्र की अपेक्षा अधिक विशेष विषय है तो जब तक जीवन का अस्तित्व रहेगा, तब तक ऐसी अवस्था का होना असंभव है, जिसमें सारी विविधताओं का लोप होकर एक सी मृत समरूपता कायम हो जाए। यह वांछनीय भी नहीं। साथ ही तथ्य का दूसरा पहलू है—एकत्व का अस्तित्व पहले से ही है।

अतएव जब हम धर्म की विवेचना करते हैं, जो हमारे लिए नीतिशास्त्र की अपेक्षा अधिक विशेष विषय है तो जब तक जीवन का अस्तित्व रहेगा, तब तक ऐसी अवस्था का होना असंभव है, जिसमें सारी विविधताओं का लोप होकर एक सी मृत समरूपता कायम हो जाए। यह वांछनीय भी नहीं। साथ ही तथ्य का दूसरा पहलू है—एकत्व का अस्तित्व पहले से ही है। यह विचित्र दावा है कि इसका अस्तित्व पहले से ही है और इसके बिना तुम्हें अनेकत्व का किंचित् प्रत्यक्ष नहीं हो सकता। यह सब धर्मों का दावा रहा है।

जब कभी किसी ने ससीम का प्रत्यक्ष किया है, तब उसने असीम का

भी प्रत्यक्ष किया है। कुछ ने ससीम पर बल दिया और घोषित किया कि उन्होंने बाह्य ससीम का प्रत्यक्ष किया; दूसरों ने असीम पक्ष पर बल दिया और घोषित किया कि उन्होंने केवल असीम का प्रत्यक्ष किया। पर हम जानते हैं कि यह तार्किक आवश्यकता है कि हम एक के बिना दूसरे का प्रत्यक्ष नहीं कर सकते। इसलिए दावा यह है कि यह एकत्व, यह पूर्णत्व, जैसा कि इसे हम कह सकते हैं। हमें केवल उसे मान्यता प्रदान करना है और उसे समझना है। चाहे उसे हम जानते हों या नहीं, चाहे उसे हम स्पष्ट भाषा में व्यक्त कर सकते हों या नहीं, चाहे इस प्रत्यक्ष में इंद्रिय-प्रत्यक्ष की स्पष्टता और शक्ति हो या न हो, पर वह है अवश्य। अपने मन की तार्किक आवश्यकता के कारण हम यह स्वीकार करने के लिए बाध्य हैं कि वह यहाँ विद्यमान है, अन्यथा ससीम प्रत्यक्ष न हो पाता।

मैं द्रव्य और गुण के प्राचीन सिद्धांत की चर्चा नहीं कर रहा हूँ, वरन् एकत्व की चर्चा कर रहा हूँ कि इस सब दृश्य प्रपंच-समूह के बीच चेतना का यह तथ्य तो हृदयंगम होता ही है कि मैं और तुम एक-दूसरे से भिन्न हैं और साथ ही यह चेतना भी कि मैं और तुम एक-दूसरे से भिन्न नहीं हैं। उस एकत्व के बिना ज्ञान असंभव होता। अभेद के भाव के बिना न प्रत्यक्ष बोध होगा, न ज्ञान, इसलिए दोनों साथ-साथ चलते हैं।

मैं द्रव्य और गुण के प्राचीन सिद्धांत की चर्चा नहीं कर रहा हूँ, वरन् एकत्व की चर्चा कर रहा हूँ कि इस सब दृश्य प्रपंच-समूह के बीच चेतना का यह तथ्य तो हृदयंगम होता ही है कि मैं और तुम एक-दूसरे से भिन्न हैं और साथ ही यह चेतना भी कि मैं और तुम एक-दूसरे से भिन्न नहीं हैं। उस एकत्व के बिना ज्ञान असंभव होता। अभेद के भाव के बिना न प्रत्यक्ष बोध होगा, न ज्ञान, इसलिए दोनों साथ-साथ चलते हैं।

अतएव यदि परिस्थितियों की पूर्ण एकरूपता नीतिशास्त्र का उद्देश्य हो तो वह असंभव प्रतीत होता है, चाहे हम कितना भी प्रयत्न क्यों न करें,

सब मनुष्य एक से कभी नहीं हो सकते। मनुष्य जन्म से ही भिन्न-भिन्न होंगे; कुछ में अन्य की अपेक्षा अधिक सामर्थ्य होगी; कुछ में स्वाभाविक क्षमता होगी, दूसरों में नहीं; कुछ के शरीर पूर्ण विकसित होंगे और दूसरों के नहीं। हम इसे कभी रोक नहीं सकते। इसके साथ ही विभिन्न आचार्यों द्वारा उपदिष्ट नैतिकता के ये अद्‌भुत शब्द हमारे कर्णकुहरों में प्रविष्ट होते हैं—

समं पश्यन्हि सर्वत्र समवस्थितमीश्वरम्।
न हिनस्त्यात्मनात्मानं ततो याति परां गतिम्॥
इहैव तैर्जितः सर्गो येषां साम्ये स्थितं मनः।
निर्दोषं हि समं ब्रह्म तस्माद् ब्रह्मणि ते स्थिताः॥

"एक ही ईश्वर को सबमें समभाव से देखनेवाला मनीषी पुरुष आत्मा से आत्मा की हिंसा नहीं करता और इस प्रकार परम गति को प्राप्त होता है। जिसका अंतःकरण समता में, अर्थात् सब भूतों में स्थित ब्रह्मरूप समभाव में निश्चलतापूर्वक स्थित हो गया है, उसने जीवितावस्था में ही जन्म को जीत लिया है। चूँकि ब्रह्म निर्दोष है, इसलिए जो समदर्शी एवं निर्दोष हैं, वे ब्रह्म में ही स्थित कहे जाते हैं।" हम इसे अस्वीकार नहीं कर सकते कि यही यथार्थ भाव है; फिर भी इसी के साथ यह कठिनाई उपस्थित होती है कि बाह्य रूपों तथा अवस्था में कभी साम्य प्राप्त नहीं हो सकता।

एक ही ईश्वर को सबमें समभाव से देखनेवाला मनीषी पुरुष आत्मा से आत्मा की हिंसा नहीं करता और इस प्रकार परम गति को प्राप्त होता है। जिसका अंतःकरण समता में, अर्थात् सब भूतों में स्थित ब्रह्मरूप समभाव में निश्चलतापूर्वक स्थित हो गया है, उसने जीवितावस्था में ही जन्म को जीत लिया है।

किंतु जिसकी संप्राप्ति हो सकती है, वह है विशेषाधिकार का निराकरण। सारे संसार के समक्ष वास्तव में यही कार्य है। प्रत्येक जाति और प्रत्येक देश के सामाजिक जीवन में यह संघर्ष होता रहा है। कठिनाई यह नहीं है कि कोई जनसमूह किसी अन्य जनसमूह से प्रकृत्या अधिक मेधावी है, परंतु क्या जिस

जनसमूह को बौद्धिक सुविधाएँ प्राप्त हैं, वह उन लोगों के शारीरिक सुख-भोग भी छीन ले, जिनको वे सुविधाएँ प्राप्त नहीं हैं। संघर्ष है, उस विशेषाधिकार के उन्मूलन का।

यह स्वयंसिद्ध तथ्य है कि अन्य लोगों की अपेक्षा कुछ लोगों में शारीरिक बल अधिक होगा और इस प्रकार स्वाभाविक है कि वे निर्बल को दबा देंगे या परास्त कर देंगे। परंतु यह कानून नहीं कहता कि इस बल के कारण जीवन के सभी प्राप्य सुखों को वे स्वयं अपने में समेट ले। किंतु धन प्राप्त करने के इस सामर्थ्य के कारण वे उन लोगों पर अत्याचार और अंधाधुंध व्यवहार करें, जो उतना अधिक धन संग्रह करने में समर्थ न हों, यह कानून का अंग नहीं है और संघर्ष इसके विरुद्ध हुआ है। अन्य के ऊपर सुविधा के उपभोग को विशेषाधिकार कहते हैं और इसका विनाश करना युग-युग से नैतिकता का उद्देश्य रहा है। यह कार्य ऐसा है, जिसकी प्रवृत्ति साम्य और एकत्व की ओर है तथा जिससे विविधता का विनाश नहीं होता।

यह स्वयंसिद्ध तथ्य है कि अन्य लोगों की अपेक्षा कुछ लोगों में शारीरिक बल अधिक होगा और इस प्रकार स्वाभाविक है कि वे निर्बल को दबा देंगे या परास्त कर देंगे। परंतु यह कानून नहीं कहता कि इस बल के कारण जीवन के सभी प्राप्य सुखों को वे स्वयं अपने में समेट ले।

इन विविधताओं को अनंत काल तक रहने दो, यह तो जीवन का सार है। अनंत काल तक हम सब इस प्रकार लीला करेंगे। तुम धनी होगे, मैं निर्धन; तुम सबल होगे और मैं निर्बल; तुम विद्वान् होगे और मैं अज्ञानी; तुम बहुत आध्यात्मिक होगे और मैं कम। किंतु उससे क्या? हम लोग वैसे बने रहें; लेकिन चूँकि तुममें शारीरिक तथा बौद्धिक बल अपेक्षाकृत अधिक है, इसलिए तुम्हें मेरी अपेक्षा अधिक विशेषाधिकार कदापि नहीं प्राप्त होना चाहिए और यदि तुम्हारे पास अधिक धन है तो कोई कारण नहीं कि तुम मुझसे बड़े समझे जाओ, क्योंकि विभिन्न दशाओं के बावजूद वही अभेद यहाँ विद्यमान है।

अनेकत्व के बावजूद एकत्व को स्वीकार करना, प्रत्येक वस्तु के हमारे लिए भयप्रद प्रतीत होने के बावजूद अंत:करण में ईश्वर को स्वीकार करना, सभी प्रत्यक्ष दुर्बलताओं के बावजूद असीम बल को प्रत्येक का गुण स्वीकार करना और ऊपरी सतह के सभी विरोधाभासों के बावजूद आत्मा की शाश्वत, अनंत और तात्त्विक पवित्रता को स्वीकार करना नीतिशास्त्र का कार्य रहा है एवं भविष्य में ही रहेगा, न कि विविधता का विनाश करना और बाह्य जगत् में एकरूपता की स्थापना करना, जो असंभव है, क्योंकि उससे मृत्यु तथा विनाश हो जाएगा। इसे हमें स्वीकार करना पड़ेगा। केवल एक पक्ष का ग्रहण और उस पक्ष की अर्धस्वीकृति खतरनाक है तथा उससे विवाद की आशंका है। संपूर्ण वस्तु को हमें यथावत् ग्रहण करना होगा, अपना आधार बनाकर उस पर खड़ा होना होगा तथा व्यक्ति के रूप में एवं समाज के इकाई-सदस्य के रूप में अपने जीवन के प्रत्येक अंग में उसे चरितार्थ करना होगा। *(लंदन में दिया गया व्याख्यान)*

□

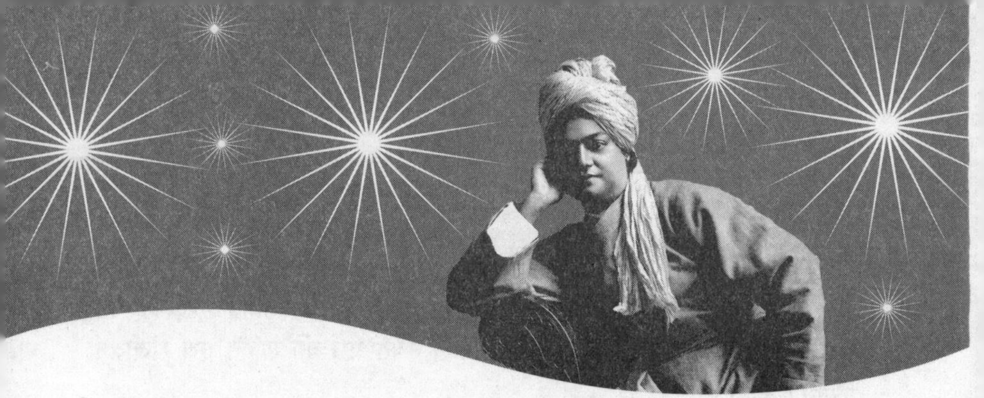

वेदांत दर्शन और ईसाई मत

विश्व के सभी महान् धर्मों में कई बातों में समानता होती है और कहीं-कहीं तो समानता इतनी विस्मयकारी होती है कि मन में भाव उठता है कि बहुत सी बातों में एक धर्म ने दूसरे की नकल की है। विभिन्न धर्मों पर वह आरोप लगाया गया है कि उन्होंने दूसरों का अनुकरण किया है, किंतु निम्नलिखित तथ्यों से इस आरोप की निस्सारता स्पष्ट हो जाती है—

धर्म मानवता की आत्मा में ही आधारभूत रूप में है और चूँकि जो भीतर है, समस्त जीवन उसी का विकास है, इसलिए विभिन्न जातियों एवं राष्ट्रों के माध्यम से धर्म अपने को अनिवार्यत: प्रकट करता है।

आत्मा की भाषा एक है, राष्ट्रों की भाषाएँ अनेक हैं, उनके रीति-रिवाज और जीवन-प्रणाली एक-दूसरे से बहुत भिन्न हैं। धर्म आत्मा की वस्तु है और वह विभिन्न राष्ट्रों, भाषाओं तथा रीति-रिवाजों के माध्यम से अपने को प्रकट करता है। अत: यह निष्कर्ष निकलता है कि विश्व के धर्मों में अंतर अभिव्यंजना का है, तत्त्व का नहीं, और उनमें जो समानता तथा एकरूपता है, वह आत्मा की है एवं उसमें अंतर्निहित है, क्योंकि आत्मा की भाषा, चाहे जिन राष्ट्रों तथा जिन परिस्थितियों में अपने को अभिव्यक्त करे, एक है। अनेक तथा विभिन्न प्रकार के वाद्ययंत्र से जो एक ही मधुर झनकार सुनाई पड़ती है, वही वहाँ भी झंकृत होती है।

विश्व के सभी महान् धर्मों की प्रथम समानता यह है कि सबका एक-एक प्रामाणिक ग्रंथ है। जिन धर्मों के पास ऐसा कोई ग्रंथ नहीं रहा, वे लुप्त

हो गए। मिस्र के धर्मों की यही गति हुई। इसे हम यों कह सकते हैं कि प्रत्येक महान् धर्म का प्रामाणिक ग्रंथ अग्निकुंड का वह पत्थर है, जिसके चतुर्दिक् उस धर्म के अनुयायी एकत्र होते हैं और उससे उक्त धर्म की शक्ति एवं संजीवनी विकीर्ण होती है।

फिर प्रत्येक धर्म का दावा है कि उसका अपने ग्रंथ का प्रामाणिक ब्रह्मवाक्य है; अन्य सब धर्मग्रंथ झूठे हैं और दीन-हीन मानव के विश्वास पर जबदरदस्ती थोपे गए हैं तथा अन्य धर्म को मानना अज्ञानता एवं आध्यात्मिक अंधता है।

सभी धर्मों के कट्टरपंथियों में इस प्रकार की धर्मांधता पाई जाती है। उदाहरणार्थ, कट्टर वैदिकमार्गियों का दावा है कि वेद ही ईश्वर का प्रामाणिक वचन है; ईश्वर ने वेदों द्वारा ही विश्व को उपदेश दिया है; इतना ही नहीं, वरन् वेदों के ही प्रताप से यह लोक टिका है। विश्व की सृष्टि के पूर्व वेद थे। विश्व में उसका अस्तित्व इसलिए है, क्योंकि वेदों में उनकी विद्यमानता है। गाय का अस्तित्व इसलिए है, क्योंकि वेदों में गाय का नाम आया है, अर्थात् जिस पशु को हम गाय नाम से जानते हैं, उनका उल्लेख वेदों में है। वैदिक भाषा ईश्वर की आदिभाषा है; अन्य सभी भाषाएँ केवल बोलियाँ हैं और वे ईश्वरीय नहीं हैं। वेदों के प्रत्येक शब्द और मात्रा का उच्चारण सही-सही करना चाहिए, प्रत्येक ध्वनि का स्वर ठीक होना चाहिए तथा इस कठोर शुद्धता का किंचित् की स्खलन भयानक पाप है और अक्षम्य है।

सभी धर्मों के कट्टरपंथियों में इस प्रकार की धर्मांधता पाई जाती है। उदाहरणार्थ, कट्टर वैदिकमार्गियों का दावा है कि वेद ही ईश्वर का प्रामाणिक वचन है; ईश्वर ने वेदों द्वारा ही विश्व को उपदेश दिया है; इतना ही नहीं, वरन् वेदों के ही प्रताप से यह लोक टिका है। विश्व की सृष्टि के पूर्व वेद थे। विश्व में उसका अस्तित्व इसलिए है, क्योंकि वेदों में उनकी विद्यमानता है।

इस प्रकार ऐसी धर्मांधता सभी धर्मों के कठमुल्लों में प्रबल रूप से व्याप्त है, लेकिन जो अनभिज्ञ, जो आध्यात्मिक अंधे हैं, वे ही शब्दों के पीछे लड़ते

हैं। जो लोग वास्तव में धार्मिक प्रवृत्ति के हो गए हैं, वे विभिन्न धर्मों के बाह्य शाब्दिक स्वरूप पर झगड़ा नहीं करते। वे जानते हैं कि सब धर्मों का प्राण एक ही है, परिणामस्वरूप वे किसी से इस कारण झगड़ा नहीं करते कि वह उनकी भाषा नहीं बोलता।

वस्तुतः वेद विश्व के सबसे प्राचीन धर्मग्रंथ हैं। कोई नहीं जानता कि वे कब लिखे गए और किसके द्वारा लिखे गए। वे कई खंडों में हैं और मुझे संदेह है कि कभी किसी एक व्यक्ति ने सभी वेदों को पढ़ा हो।

वैदिक धर्म हिंदुओं का धर्म है और समस्त प्राच्य धर्मों का वह आधार है, अर्थात् सभी प्राच्य धर्म वेदों की शाखाएँ; पूर्व के सभी धार्मिक वेदों को प्रमाण मानते हैं।

ईसा मसीह की वाणी में आस्था रखना और साथ ही यह मानना कि उनकी वाणी का अधिकांश आज के युग में व्यवहार में नहीं लाया जा सकता, युक्तिसंगत नहीं है। यदि तुम यह कहो कि जो उनके वचनों में आस्था रखते हैं, उनको सिद्धियाँ न मिल पाने का (जबकि ईसा ने कहा था कि वे मिलेंगी) कारण यह है कि उनमें पर्याप्त निष्ठा नहीं है और वे पर्याप्त पवित्र नहीं हैं तो यह ठीक होगा। लेकिन यह कथन हास्यास्पद है कि वर्तमान काल में वे अव्यवहार्य हैं।

मैंने ऐसा आदमी कभी नहीं देखा है, जो कम-से-कम मेरी बराबरी का न रहा हो। मैंने दुनिया भर की यात्रा की है; बुरे-से-बुरे लोगों के बीच गया हूँ—नरभक्षियों के बीच भी, लेकिन मुझे कोई ऐसा आदमी नहीं दिखाई पड़ा, जो कम-से-कम मेरी बराबरी का न रहा हो। वे जो आज कर रहे हैं, वह मैं कर चुका हूँ। जब मैं मूर्ख था, तब उस समय मुझे उनकी अपेक्षा अधिक अच्छे का ज्ञान नहीं था, परंतु अब है। इस समय उनमें उससे अधिक अच्छे का ज्ञान नहीं है, कुछ समय बाद उन्हें हो जाएगा। प्रत्येक अपने स्वभाव के अनुसार कार्य करता है। हम सभी विकास की प्रक्रिया के मध्य हैं। इस दृष्टि से एक आदमी दूसरे की अपेक्षा श्रेष्ठ नहीं है। *(ऑकलैंड, कैलिफोर्निया में दिया गया व्याख्यान)*

□

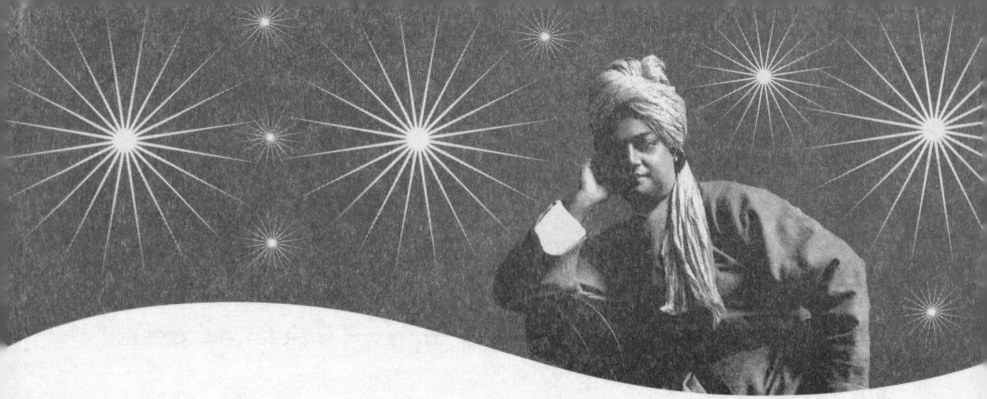

वेदांत का सारतत्त्व

हिंदू धर्म के आधारभूत सिद्धांत विविध वेदों में अंतर्निहित मनन-प्रवण और कल्पनाशील दर्शन एवं नैतिकता की शिक्षा पर प्रतिष्ठित हैं। वेद इस बात पर बल देते हैं कि जगत् विस्तार में अनंत है और उसकी सत्ता शाश्वत है। उसका न तो कभी आरंभ हुआ और न कभी अंत होगा। जड़ जगत् में आत्मा की शक्ति की और ससीम के क्षेत्र में असीम की शक्ति की असंख्य अभिव्यक्तियाँ हुई हैं, परंतु स्वयं असीम स्वयंभू, शाश्वत और अपरिवर्तनशील है। कालक्रम शाश्वत की काया पर कोई चिह्न नहीं छोड़ता। ज्ञान की अति संवेद्य भूमिका में जो मानव-बुद्धि के नितांत परे है, 'न भूतो न भविष्यत्'।

वेद हमें बताते हैं कि मनुष्य की आत्मा अमर है। जन्म-मरण शरीर के धर्म हैं। जिसका जन्म होता है, उसकी मृत्यु निश्चित है। लेकिन प्रत्यगात्मा असीम और शाश्वत जीवन से संबंधित है, न तो उसका आदि है और न अंत। वैदिक धर्म एवं ईसाई धर्म में एक प्रमुख अंतर है कि ईसाई धर्म के अनुसार इस दुनिया में पैदा होने पर प्रत्येक जीवात्मा का आरंभ होता है; जबकि वैदिक धर्म दावे के साथ कहता है कि जीवात्मा उस सनातन परमात्मा से ही निःसृत हुई है और उसी की भाँति जन्म-मरण से परे है। देहांतर-प्राप्ति द्वारा इस आत्मा की असंख्य अभिव्यक्तियाँ हो चुकी हैं और असंख्य अभिव्यक्तियाँ होंगी। यह क्रम तब तक उस आध्यात्मिक विकास के उस महान् नियम के अनुसार चलता रहेगा, जब तक वह पूर्णत्व तक नहीं पहुँच जाती। तब फिर कोई परिवर्तन न होगा।

वेदों और उपनिषदों के विषय में विचार

वैदिक यज्ञ-वेदी से ज्यामिति का उद्‌भव हुआ।

देवों अथवा द्युतिमानों की स्तुति उपासना की नींव बनी। धारणा यह है कि जिसका आह्वान किया जाता है, उसका श्रेय होता है और वह श्रेय करता भी है।

ऋचाएँ केवल प्रशस्तियाँ नहीं हैं, वरन् शक्ति-संपन्न मंत्र हैं, जिनका उच्चारण मन की अनुकूल भावना के साथ किया जाता है।

स्वर्ग केवल सत्ता की अन्य अवस्थाएँ हैं, जिनमें इंद्रियभोगों और उच्चतर सिद्धियों की वृद्धि हो जाती है।

स्थूल शरीर की भाँति सभी उच्चतर इतर शरीर भी नश्वर हैं। इस जीवन तथा अन्य जीवनों में सभी मरणधर्मा हैं। देव भी मर्त्य हैं। इन सभी देवों के पीछे एक सत्ताधारी इकाई है—ईश्वर; ठीक वैसे ही, जैसे इस शरीर के पीछे कोई उच्चतर वस्तु है, जो अनुभव करती है और जो देखती है।

स्वर्ग केवल सत्ता की अन्य अवस्थाएँ हैं, जिनमें इंद्रियभोगों और उच्चतर सिद्धियों की वृद्धि हो जाती है। स्थूल शरीर की भाँति सभी उच्चतर इतर शरीर भी नश्वर हैं। इस जीवन तथा अन्य जीवनों में सभी मरणधर्मा हैं।

जगत् के सृजन, पालन और संहार की, जिसमें शक्तियाँ हैं और सर्वव्यापक, सर्वज्ञ तथा सर्वशक्तिमान होने जैसी जिसकी उपाधियाँ हैं, वह देवों का भी देव परमेश्वर है।

"हे अमृतपुत्रो! सुनो, हे द्युलोकवासी देवाताओ! सुनो, मैंने एक ऐसी किरण देख ली है, जो सभी अंधकारों और सभी संशयों के उस पार है। वह पुरातन (ब्रह्म) मुझे मिल गया।" इसका मार्ग उपनिषदों में सन्निहित है।

पृथ्वी पर हम मरते हैं, स्वर्गलोक में मरते हैं, ब्रह्मलोक में भी मरते हैं। ईश्वर के पास पहुँचने पर ही हम जीवन-लाभ करते हैं और अमर हो जाते हैं।

उपनिषद् केवल इसी की विवेचना करते हैं। उपनिषदों का पथ पावन-पथ है। बहुत से व्यवहार, रीति-रिवाज और लोकाचार आज समझ में नहीं आ सकते, किंतु उनके द्वारा सत्य स्पष्ट झलकने लगता है। प्रकाश में आने के लिए

स्वर्ग तथा पृथ्वी सबको तिलांजलि दे दी जाती है।

उपनिषद् कहते हैं—

"प्रभु ने ब्रह्मांड का भेदन किया है। यह सब उसी का है।"

"जो सर्वव्यापी, अप्रमेय, निर्गुण, निर्विकार और जगत् का महाकवि है, सूर्य, चंद्र तथा नक्षत्र जिसके छंद हैं, वह प्रत्येक को उसका उचित भाग देता है।"

"जो कर्मकांड द्वारा प्रकाश को प्राप्त करता चाहते हैं, वे घोर अंधकार में टटोल रहे हैं। जो यह सोचते हैं कि प्रकृति ही सबकुछ है, वे सब भी अंधकार में हैं। जो इस विचार द्वारा प्रकृति के बाहर आना चाहते हैं, वे उससे भी गहन अंधकार में टटोल रहे हैं।"

"जो कर्मकांड द्वारा प्रकाश को प्राप्त करता चाहते हैं, वे घोर अंधकार में टटोल रहे हैं। जो यह सोचते हैं कि प्रकृति ही सबकुछ है, वे सब भी अंधकार में हैं। जो इस विचार द्वारा प्रकृति के बाहर आना चाहते हैं, वे उससे भी गहन अंधकार में टटोल रहे हैं।"

तब क्या कर्मकांड बुरे हैं? नहीं, वे उनके लिए श्रेयस्कर हैं, जो पिछड़े हैं।

एक उपनिषद् में युवक नचिकेता ने यह प्रश्न पूछा है, "मरे हुए मनुष्य के विषय में कोई तो कहते हैं, 'रहता है' और कोई कहते हैं, 'नहीं रहता है'। आप यम, मृत्यु हैं, आप सत्य जानते हैं। आप इसका उत्तर दें।"

यम ने उत्तर दिया, "बहुत से देवगण भी इसे नहीं जानते, मनुष्यों की तो बात ही क्या है। पुत्र, यह प्रश्न मुझसे मत पूछो।" लेकिन नचिकेता दृढ़ रहा। फिर यम ने उत्तर दिया, "स्वर्गलोक के भोग भी मैं तुम्हें दे रहा हूँ, इस प्रश्न के उत्तर के लिए हठ मत करो।" परंतु नचिकेता चट्टान की भाँति अटल रहा। तब मृत्युदेव ने कहा, "मेरे पुत्र! तुमने तीसरी बार भी धन, प्रभुता, दीर्घ जीवन, ख्याति और कुटुंब के सुखों को ठुकरा दिया। तुम चरम सत्य के विषय में जिज्ञासा करने के पराक्रमी-अधिकारी हो। मैं तुमको ज्ञान दूँगा। दो मार्ग

हैं—एक श्रेय मार्ग और दूसरा प्रेय मार्ग है। तुमने प्रथम का वरण किया है।"

अब इस बात पर ध्यान दो कि सत्य सिखाने को कैसी शर्तें रखी गई हैं। पहली शर्त है निर्मलता—एक बालक, पवित्र निर्भ्रांत आत्मा-जगत् के रहस्य के विषय में प्रश्न पूछ रहा है। दूसरी, सत्य ही के लिए उसे सत्य को ग्रहण करना चाहिए।

जब तक सत्य किसी ऐसे व्यक्ति से प्राप्त नहीं होता, जिसने सत्य का साक्षात्कार स्वयं किया है, उसे स्वयं हृदयंगम किया है, तब तक वह फलदायक नहीं हो सकता। ग्रंथ उसे नहीं दे सकते, तर्क उसे सिद्ध नहीं कर सकते। सत्य उसको मिलता है, जिसने रहस्य को समझ लिया।

जब मिल जाए तो मौन रहो। कुतर्कों से विचलित न हों। आत्मज्ञान स्वयं प्राप्त करो। इसे तुम स्वयं ही कर सकते हो।

यह न तो सुख है, न दुःख है, न पाप है, न पुण्य है और न ज्ञान है, न अज्ञान। इसका साक्षात्कार अवश्य करना चाहिए। इसका वर्णन मैं तुमसे कैसे कर सकता हूँ?

जो सच्चे हृदय से पुकारता है, "हे प्रभो! मैं बस तुझे चाहता हूँ।" उसको प्रभु स्वयं दर्शन देते हैं। निर्मल रहो, शांत रहो। अशांत मन प्रभु को प्रतिबिंबित नहीं कर सकता।

जिसका गुणगान वेद करते हैं, जिसके पास पहुँचने के लिए स्तुति और यज्ञ से हम सेवा करते हैं, उस वर्णनातीत का वाचक पवित्र 'ओ३म्' है। सभी शब्दों में यह सर्वाधिक पवित्र है। जो इस शब्द का रहस्य जान गया, उसको वे सभी वस्तुएँ प्राप्त होती हैं, जिनके लिए वह मनोरथ करता है।

इस शब्द की शरण में जाओ। जो कोई इस शब्द की शरण में जाता है, उसके लिए मार्ग खुल जाता है।

□

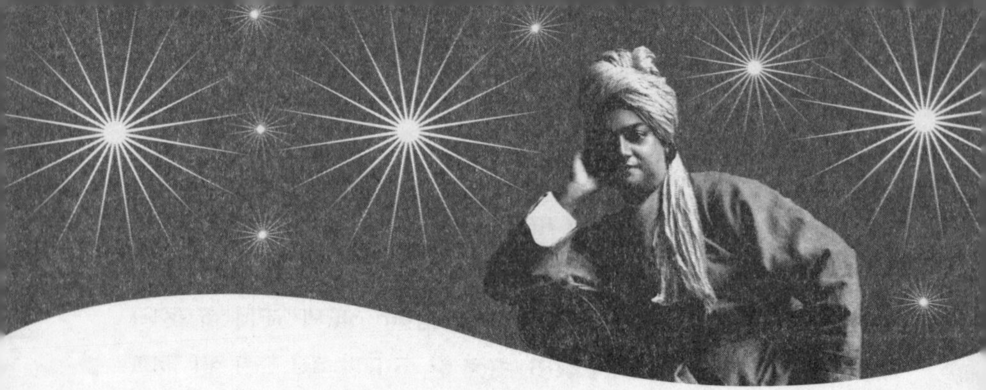

स्वामी विवेकानंद : महत्त्वपूर्ण तिथियाँ

- 12 जनवरी, 1863 : कोलकाता में जन्म
- सन् 1879 : प्रेजीडेंसी कॉलेज में प्रवेश
- सन् 1880 : जनरल एसेंबली इंस्टीट्यूशन में प्रवेश
- नवंबर 1881 : श्रीरामकृष्ण परमहंस से प्रथम भेंट
- सन् 1882–1886 : श्रीरामकृष्ण परमहंस से संबद्ध
- सन् 1884 : स्नातक परीक्षा उत्तीर्ण; पिता का स्वर्गवास
- सन् 1885 : श्रीरामकृष्ण परमहंस की अंतिम बीमारी
- 16 अगस्त, 1886 : श्रीरामकृष्ण परमहंस का निधन
- सन् 1886 : वराह नगर मठ की स्थापना
- जनवरी 1887 : वराह नगर मठ में संन्यास की औपचारिक प्रतिज्ञा
- सन् 1890–1893 : परिव्राजक के रूप में भारत भ्रमण
- 24 दिसंबर, 1892 : कन्याकुमारी में
- 13 फरवरी, 1893 : प्रथम सार्वजनिक व्याख्यान, सिंकदराबाद में
- 31 मई, 1893 : मुंबई से अमेरिका रवाना
- 25 जुलाई, 1893 : वैंकूवर, कनाडा पहुँचे
- 30 जुलाई, 1893 : शिकागो आगमन
- अगस्त 1893 : हार्वर्ड विश्वविद्यालय के प्रो. जॉन राइट से भेंट

- 11 सितंबर, 1893 : धर्म महासभा, शिकागो में प्रथम व्याख्यान
- 27 सितंबर, 1893 : धर्म महासभा, शिकागो में अंतिम व्याख्यान
- 16 मई, 1894 : हार्वर्ड विश्वविद्यालय में संभाषण
- नवंबर 1894 : न्यूयॉर्क में वेदांत समिति की स्थापना
- जनवरी 1895 : न्यूयॉर्क में धर्म-कक्षाओं का संचालन आरंभ
- अगस्त 1895 : पेरिस में
- अक्टूब 1895 : लंदन में व्याख्यान
- 6 दिसंबर, 1895 : वापस न्यूयॉर्क
- 22-25 मार्च, 1896 : हार्वर्ड विश्वविद्यालय में व्याख्यान
- 15 अप्रैल, 1896 : वापस लंदन
- मई-जुलाई 1896 : लंदन में धार्मिक-कक्षाएँ
- 28 मई, 1896 : ऑक्सफोर्ड में मैक्समूलर से भेंट
- 30 दिसंबर, 1896 : नेपल्स से भारत की ओर रवाना
- 15 जनवरी, 1897 : कोलंबो, श्रीलंका आगमन
- 6-15 फरवरी, 1897 : मद्रास में
- 19 फरवरी, 1897 : कलकत्ता आगमन
- 1 मई, 1897 : रामकृष्ण मिशन की स्थापना
- मई-दिसंबर 1897 : उत्तर भारत की यात्रा
- जनवरी 1898 : कलकत्ता वापसी
- 19 मार्च, 1899 : मायावती में अद्वैत आश्रम की स्थापना
- 20 जून, 1899 : पश्चिमी देशों की दूसरी यात्रा
- 31 जुलाई, 1899 : लंदन आगमन
- 28 अगस्त, 1899 : न्यूयॉर्क आगमन
- 22 फरवरी, 1900 : सैन फ्रांसिसको में

- 14 अप्रैल, 1900 : सैन फ्रांसिसकों में वेदांत समिति की स्थापना
- जून 1900 : न्यूयॉर्क में अंतिम कक्षा
- 26 जुलाई, 1900 : यूरोप रवाना
- 24 अक्तूबर, 1900 : वियना, हंगरी, कुस्तुनतुनिया, ग्रीस, मिस्र आदि देशों की यात्रा
- 26 नवंबर, 1900 : भारत को रवाना
- 9 दिसंबर, 1900 : बेलूड़ मठ आगमन
- जनवरी 1901 : मायावती की यात्रा
- मार्च–मई 1901 : पूर्वी बंगाल और असम की तीर्थ यात्रा
- जनवरी–फरवरी 1902 : बोध गया और वाराणसी की यात्रा
- मार्च 1902 : बेलूड़ मठ में वापसी
- 4 जुलाई, 1902 : महासमाधि

□□□